YOGA

LES TECHNIQUES SIMPLES DU BIEN-ÊTRE

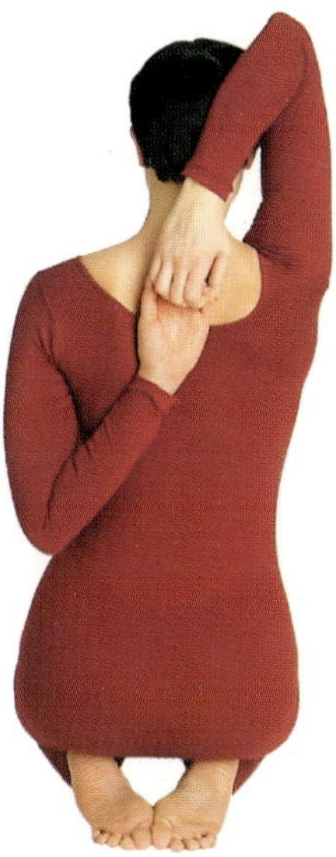

ROSAMUND BELL

ÉDITIONS FRANCE LOISIRS

Titre original de cet ouvrage
SIMPLE YOGA TECHNIQUES

Traduction-adaptation
Odile Ricklin

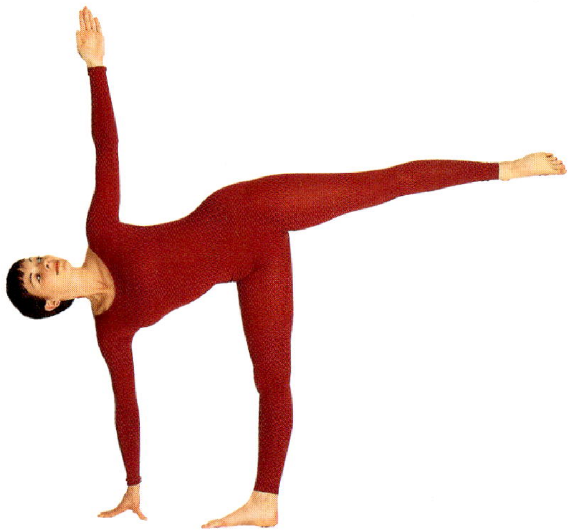

Édition du Club France Loisirs
avec l'autorisation des Éditions Solar

Éditions France Loisirs,
123, boulevard de Grenelle, Paris
www.franceloisirs.com

ISBN : 2-7441-3990-4
N° Éditeur : 33804
Dépôt légal : novembre 2000

Photocomposition : Nord Compo,
Villeneuve-d'Ascq

Imprimé en Chine

Dans la même collection :
Bien se nourrir
Bien se soigner
Soulager vos douleurs
Toutes les techniques de massage

SOMMAIRE

Postures debout

Postures assises

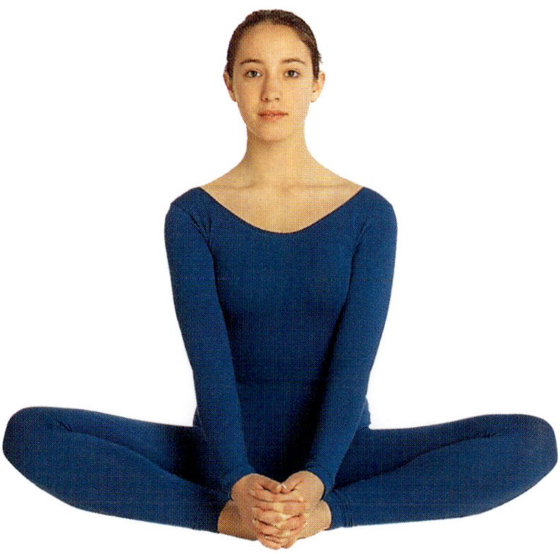

Postures sur le dos et inversées

Relaxation, respiration et méditation

Étirements prononcés

Séances quotidiennes

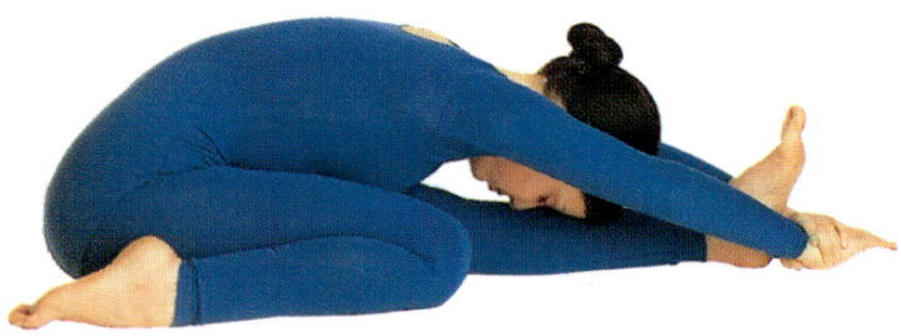

INTRODUCTION

Que vous habitiez la ville ou la campagne, il est toujours possible aujourd'hui de prendre des cours de yoga. Cette discipline est ouverte aux hommes et aux femmes de tous âges et de toutes conformations, quelle que soit leur condition physique – cadre d'entreprise en pleine activité ou personne âgée désireuse d'entretenir sa forme physique. L'image du saint homme dispensant son enseignement, assis en tailleur, ou celle de l'ascète en équilibre sur la tête, seul au milieu d'une clairière, est connue. Du cours du soir au livre, ou de la cassette vidéo au CD-ROM, il y a mille manières d'aborder et de pratiquer le yoga.

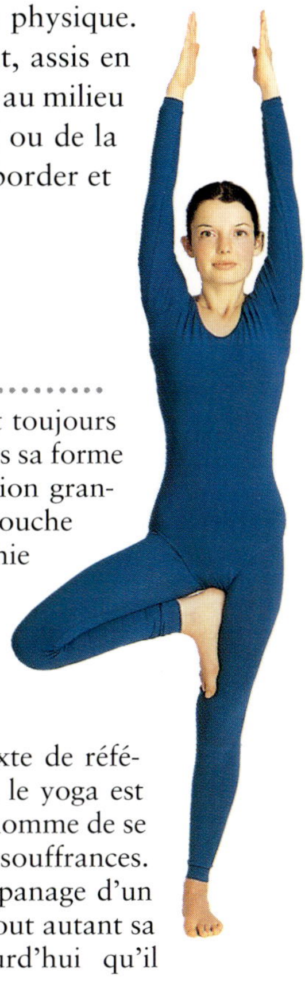

LES ORIGINES DU YOGA

En Inde, où il est né il y a plus de 2 000 ans, le yoga est toujours autant pratiqué, tant dans sa forme traditionnelle que dans sa forme occidentalisée. Au fil des siècles, le yoga a vu sa réputation grandir du fait qu'il s'agit d'un mode de développement qui touche aussi bien le corps que le mental et l'esprit. La philosophie qui sous-tend cette discipline s'est révélée compatible avec une multitude de cultures, probablement parce qu'elle se fonde sur la compréhension de ce qui est commun à tous les hommes plutôt qu'à ce qui les divise.

Dans la Bhagavad-Gita, le texte de référence sans doute le plus connu, le yoga est décrit comme un moyen pour l'homme de se délivrer de ses peines et de ses souffrances. Mais, la douleur n'étant pas l'apanage d'un lieu ni d'une époque, le yoga a tout autant sa place dans le monde d'aujourd'hui qu'il l'avait dans celui d'hier.

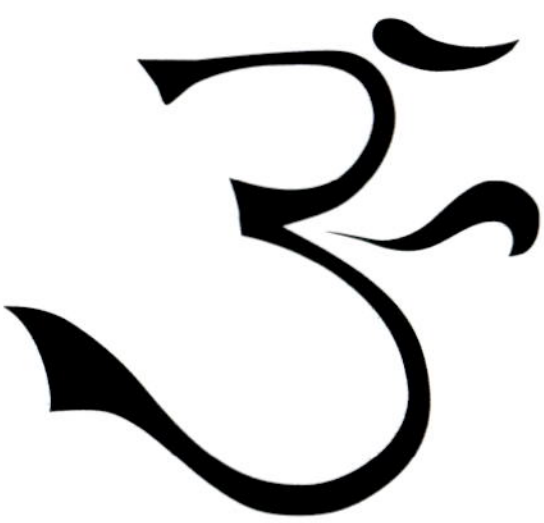

Le symbole sanskrit OM a une profonde signification pour les yogis. Il est à la base de nombreux mantras, ces phrases psalmodiées qui servent de support à la méditation. Le dessin du cryptogramme symbolise le passage de l'état conscient habituel à l'état transcendantal.

Le yoga peut se pratiquer de différentes façons, qui correspondent aux différents tempéraments et aux différentes conceptions de l'existence. Certains l'abordent par le chemin de la dévotion, d'autres le découvrent dans leur quête de la connaissance qui conduit à la réalisation de soi, les personnalités extraverties choisissent la voie de l'action. Souvent appelé « Voie royale », le Raja Yoga ou Hatha Yoga – Hatha pouvant se traduire par « force » ou « effort » – est la science du contrôle physique et mental ; composé à partir de mots qui désignent la Lune et le Soleil, le terme évoque des influences complémentaires.

Le yoga désigne pour beaucoup un ensemble d'exercices qui réclament souplesse, robustesse et équilibre. Nombreux aussi sont ceux qui l'associent à des techniques de respiration, de relaxation et de méditation. S'ils ne résument pas le Hatha Yoga, ces éléments sont en effet importants. D'autres ont recours au yoga pour améliorer leur état de santé ou pour se détendre : il n'est pas nécessaire de connaître le sanskrit pour tirer parti de cette hygiène de vie. La pratique du yoga améliore la santé ; que l'on mette à profit cette amélioration pour aller plus loin sur la voie de la spiritualité est une question de choix personnel. De même, une fois acquis le contrôle mental que procurent respiration et relaxation, on est libre d'aborder ou non la méditation.

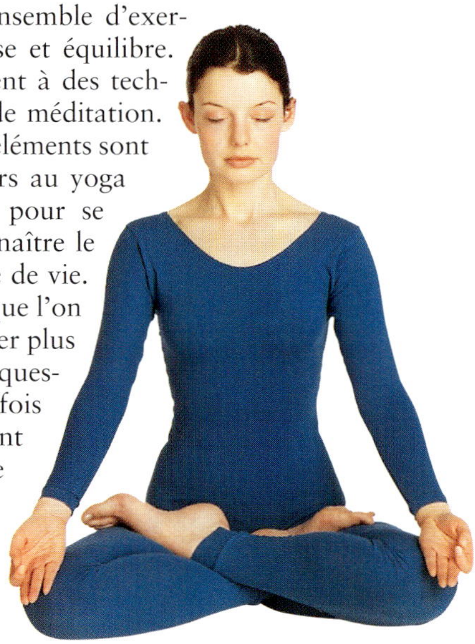

LA PHILOSOPHIE DU YOGA

Le yoga vise à harmoniser les différents éléments qui composent l'être humain. Dans les ouvrages de référence, le yoga est décrit comme la voie qui conduit à la libération ultime par la réunion de l'âme avec l'Absolu ou pure conscience. Les postures et les concepts philosophiques du yoga sont désignés par des termes de sanskrit – une ancienne langue indo-européenne riche en symbolisme.

Tradition orale, le yoga puise en outre largement à la littérature indienne. Dans les écrits du sage Patanjali : (vers 200 av. J.-C.) – les *Yoga Sutra* –, le yoga est décrit comme une méthode permettant d'apaiser les tourments de l'esprit conscient et de canaliser utilement l'énergie physique et mentale. Patanjali distingue huit étapes, ou Membres, qui permettent de purifier le corps et l'esprit pour amener finalement le yogi à l'illumination.

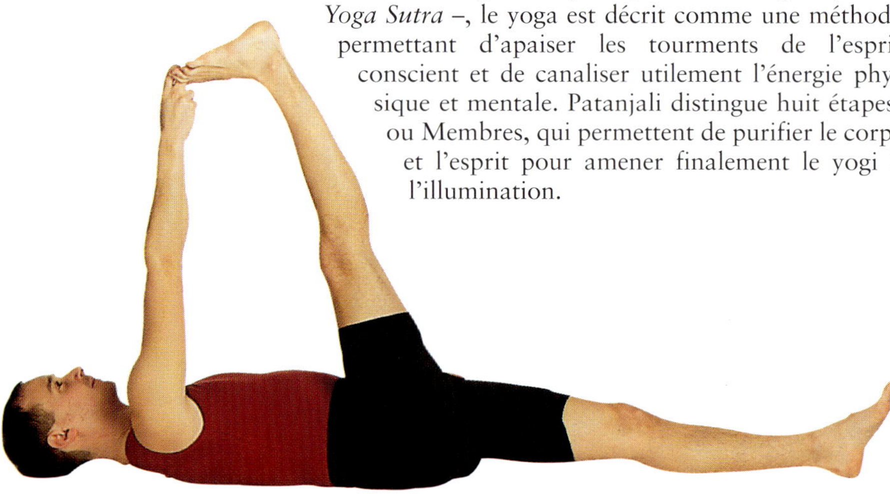

LES HUIT ÉTAPES (MEMBRES) DU YOGA		
Membre	**Contenu**	**Préceptes**
Yama	Apprentissage de l'observation des cinq préceptes éthiques	Non-violence Loyauté Honnêteté Modération Non-possessivité
Niyama	Apprentissage de l'observation des cinq recommandations	Pureté Contentement Autodiscipline Renoncement à l'ego Étude des textes sacrés
Asana	Pratique des postures visant à fortifier le corps et l'esprit	
Pranayama	Contrôle de la respiration (et, par conséquent, contrôle de l'énergie vitale)	
Pratyahara	Contrôle des sens ; détachement	
Dharana	Concentration de l'esprit	
Dhyana	Méditation	
Samadhi	État de supra-conscience	

LE GOUROU

Le terme de « gourou » est composé à partir de deux syllabes qui signifient respectivement en sanskrit « ombre » et « lumière ». Au-delà de son rôle d'enseignant, le gourou est un guide spirituel qui éclaire les zones d'ombre. Il se consacre totalement à ses disciples, leur dispense ses encouragements, stimule leur enthousiasme et les incite à réfléchir et à s'interroger. Autorité reconnue dans le domaine du yoga, le gourou B.K.S. Iyengar est l'auteur de l'ensemble des exercices exposés dans cet ouvrage, qui présente l'énorme avantage d'être accessible au plus grand nombre.

COMMENT UTILISER CE LIVRE

Il s'agit d'un ouvrage essentiellement pratique. Reservé aux débutants, il est conçu pour compléter un cours de yoga. Les cinq premiers chapitres sont consacrés à la description des principales postures. Après une brève introduction, les mouvements sont présentés avec un grand souci de clarté, accompagnés de conseils de prudence et d'adaptations destinées à ceux qui jugeraient trop difficile la réalisation de la posture. Ces adaptations demandent l'utilisation d'un minimum de matériel. Avant de prendre telle ou telle posture, lisez le texte dans sa totalité (pour ne pas avoir, en cours d'exécution, à vous tordre le cou pour essayer de déchiffrer un paragraphe). A titre indicatif, on a donné des durées d'exécution, qui se raccourciront probablement au fur et à mesure de vos progrès.

Les postures sont regroupées suivant la position du corps par rapport au sol : debout, assis, allongé ou la tête en bas – un ordre qui n'est pas celui dans lequel elles doivent être pratiquées, ni même étudiées. Un chapitre est consacré à la relaxation et aux aspects mentaux du yoga, un autre expose des postures plus élaborées, à ne réaliser que sous la direction d'un professeur. Le chapitre final, enfin, propose des séances de difficulté variable. Pour des raisons de sécurité et de santé, il peut être souhaitable d'apporter de petites modifications à la composition d'une séance.

DE LA PRUDENCE

- Quelques minutes d'exercice par jour ou un cours par semaine peuvent suffire à vous transformer : le yoga est essentiellement affaire d'autodiscipline et d'engagement personnel.
- Ne forcez pas : il est plus important de comprendre ce que l'on est en train de faire que de réussir à adopter une posture élaborée.

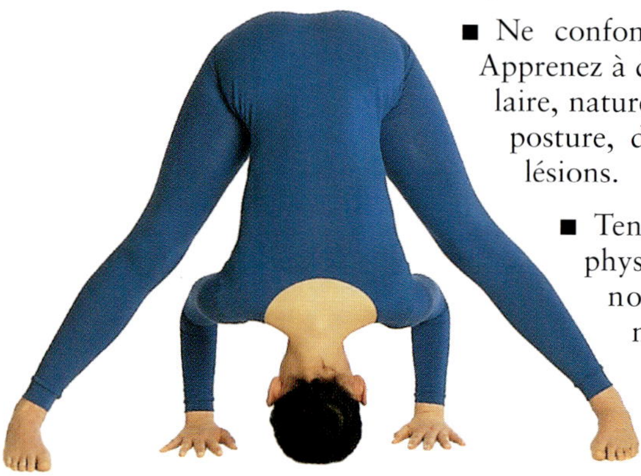

- Ne confondez pas effort et souffrance. Apprenez à distinguer le tiraillement musculaire, naturel chez qui aborde une nouvelle posture, de la douleur annonciatrice de lésions.
- Tenez compte de votre condition physique. Pour qui souffre des genoux ou du dos, par exemple, mieux vaut éviter les postures qui sollicitent beaucoup ces parties du corps, ou les adapter en conséquence.

■ En cas d'affection plus importante, prenez l'avis d'un professeur de yoga expérimenté et de votre médecin.

■ Pendant leurs règles, les femmes devront éviter les postures inversées et celles qui sollicitent fortement les abdominaux.

■ Attendez quatre heures après un repas copieux et deux heures après un en-cas pour débuter une séance de yoga.

■ Le mieux est de prévoir des séances matinales – après la toilette et avant le petit déjeuner. Vous aurez alors l'esprit beaucoup plus clair qu'en fin de journée.

■ Lorsque vous vous sentez moralement fatigué(e), une séance de yoga peut vous redonner de l'énergie.

■ Cet ouvrage doit être considéré comme un outil de référence, un aide-mémoire, mais ne saurait remplacer totalement l'œil et les conseils avertis d'un professeur. Il peut vous servir à travailler utilement, éventuellement avec l'aide d'un assistant, mais seule une personne expérimentée est capable de corriger vos erreurs et de vous éviter toute blessure ou lésion, en particulier si vous souffrez d'une quelconque affection.

Attention

Contre-indications à la pratique du yoga :

- Cancer
- Décollement de la rétine
- Diabète
- Épilepsie
- Troubles cardiaques
- Hypertension
- Déficience du système immunitaire
- Maladie de Menière
- Sclérose en plaques
- Encéphalomyélite
- Grossesse
- Opération ou accident récents

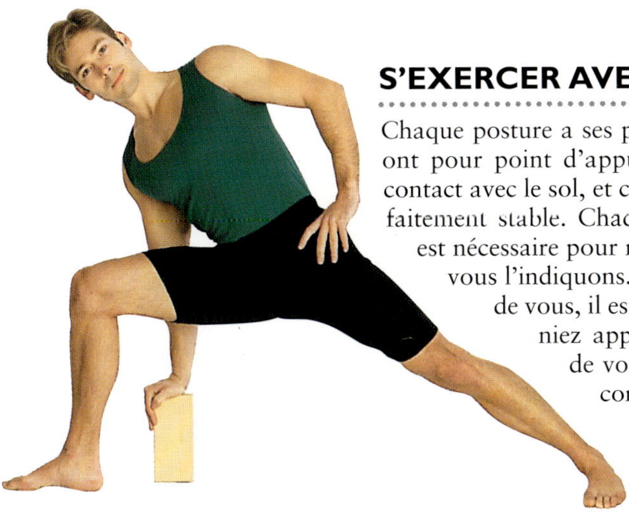

S'EXERCER AVEC APPUI

Chaque posture a ses particularités, mais toutes ont pour point d'appui la partie du corps en contact avec le sol, et ce point se doit d'être parfaitement stable. Chaque fois qu'un accessoire est nécessaire pour réaliser une posture, nous vous l'indiquons. Si vous n'êtes pas sûr (e) de vous, il est préférable que vous preniez appui plutôt que de risquer de vous blesser en réalisant incorrectement une posture.

MATÉRIEL ET TENUE VESTIMENTAIRE

■ Pour les postures en position debout, choisissez un sol dur ; s'il est glissant, recouvrez-le d'un tapis de yoga.

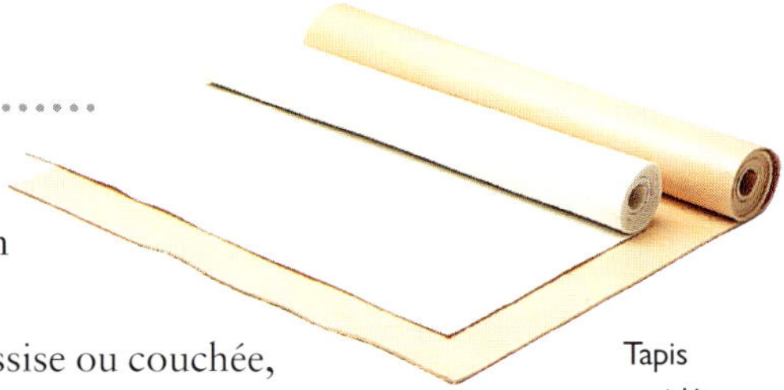

Tapis antidérapants

■ Pour les postures en position assise ou couchée, posez une couverture sur le sol.

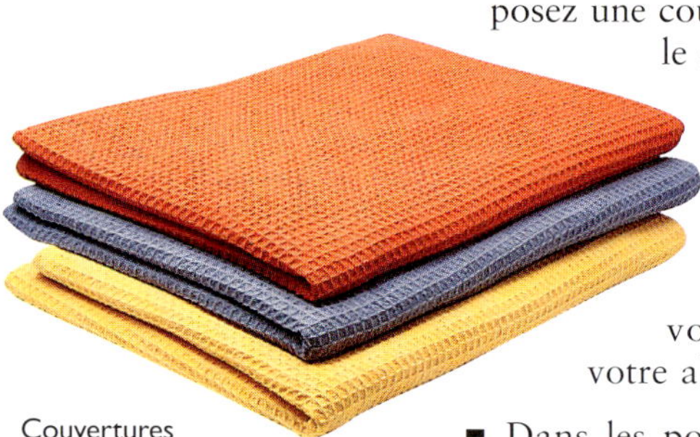

Couvertures

■ Les postures pieds écartés seront plus faciles à réaliser si vous pouvez prendre appui contre un mur. Le mur vous permettra également, le cas échéant, d'assurer votre équilibre ou bien de rectifier votre alignement.

■ Dans les postures en position debout avec étirement vers le bas, n'essayez pas à toute force d'atteindre le sol au risque de vous blesser. Au début, par exemple, contentez-vous de toucher les barreaux d'une chaise.

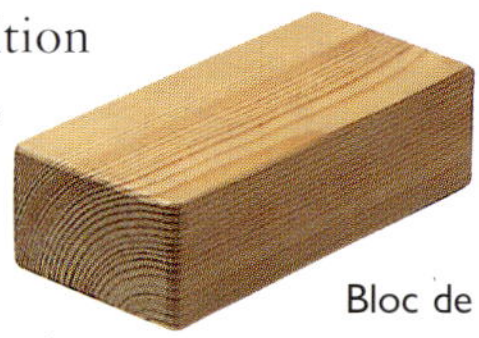

Bloc de bois

■ Dans les flexions avant en position assise, vous réussirez plus facilement et sans risque à atteindre la partie concernée – généralement le pied – si vous la saisissez à l'aide d'une sangle ou d'une ceinture.

Sangle

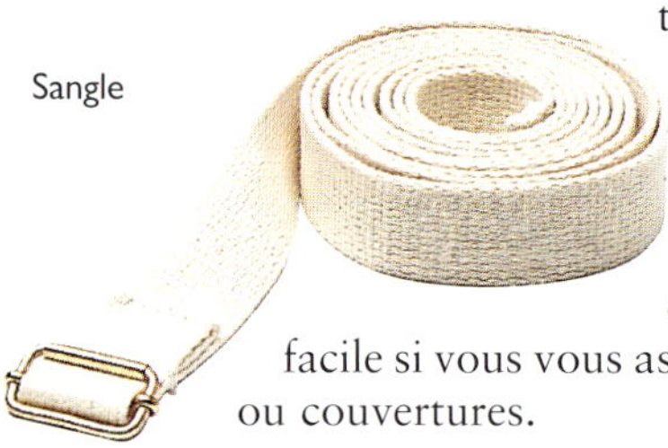

■ En position assise, il est souvent difficile d'étirer parfaitement le dos. Cela vous sera plus facile si vous vous asseyez sur quelque chose de dur : bloc de mousse ou couvertures.

■ Les blocs de mousse représentés ci-contre permettent, dans certaines postures, de surélever une partie ou une autre du corps. Vous pouvez aussi utiliser un gros livre ou des couvertures pliées, en vous assurant qu'elles réalisent un plan parfaitement horizontal, sans bosses ni plis. Un coussin pas trop moelleux peut également faire l'affaire.

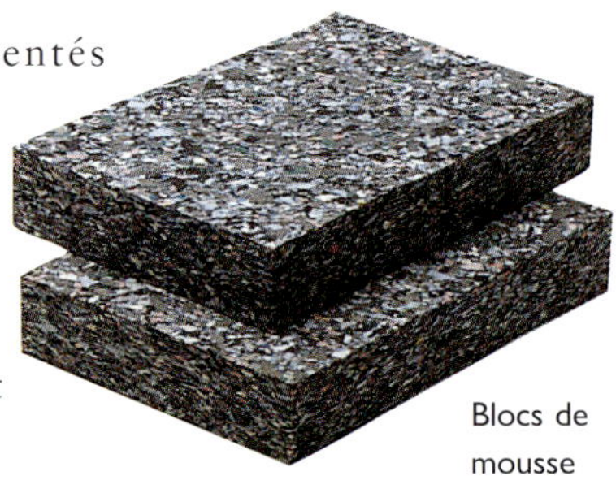

Blocs de mousse

■ Choisissez des vêtements amples et confortables : un tee-shirt et un pantalon de survêtement (ou un short), par exemple, voire un body et des collants de gymnastique. Ne portez pas de ceinture (pour ne pas gêner la respiration). Le yoga se pratique pieds nus.

POSTURES DEBOUT

POSTURES DEBOUT

La pratique régulière des postures debout peut modifier la conscience que vous avez de vous-même et l'image que vous donnez aux autres. Ces postures stimulantes, excellentes pour le moral, échauffent les muscles, améliorent la respiration et la circulation sanguine. Elles développent la force physique, renforcent l'équilibre et la coordination. Elles étirent les jambes, assouplissent les hanches, les épaules et la colonne vertébrale, favorisant stabilité et confiance en soi. Grâce à elles, vous vous situerez mieux dans l'espace, ce qui vous permettra d'aborder des exercices plus complexes et d'éviter de vous blesser.

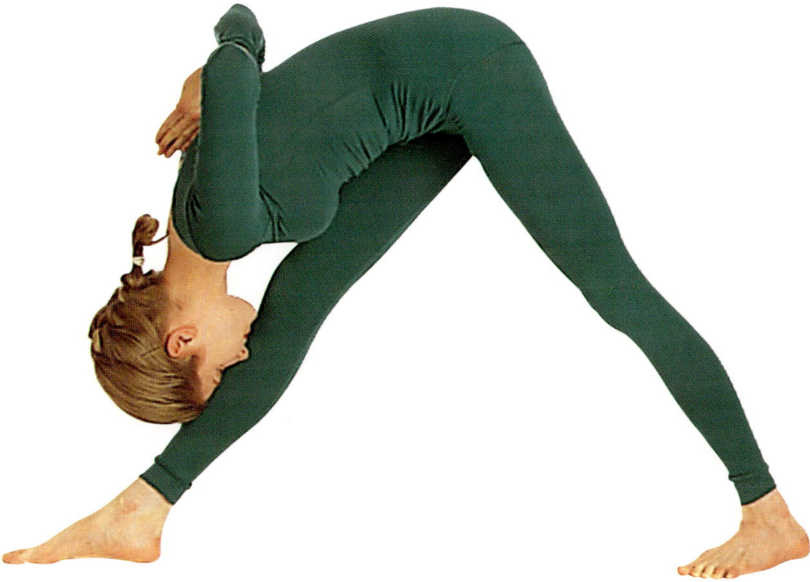

MONTAGNE

Cette posture peut aussi bien être pratiquée au début (à titre d'échauffement) qu'à la fin des postures debout. Son nom sanskrit de *Tadasana* est construit à partir du radical *tada*, qui symbolise la fermeté, la hauteur et l'immobilité – autant de qualités utiles à sa réalisation. De même que la montagne semble relier la terre au ciel, cette posture nous rappelle que nous devons utiliser conjointement nos qualités physiques et spirituelles. La Montagne exige vigueur et dynamisme, mais aussi sensibilité et précision. Les pieds jouent un rôle important dans sa réalisation.

LA POSTURE

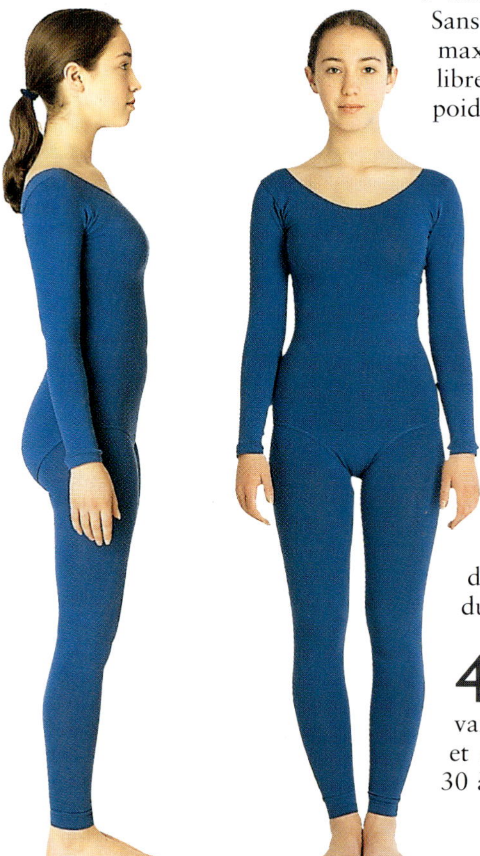

1 Placez-vous debout, pieds joints, chevilles, talons et gros orteils se touchant. Sans abaisser la voûte plantaire, étirez au maximum plantes et orteils. Bien en équilibre sur les deux pieds, répartissez votre poids entre l'avant et l'arrière, l'intérieur et l'extérieur de chaque pied.

2 Étirez ensuite les jambes. Jambes droites, contractez les muscles de l'avant des cuisses : les rotules pivotent vers l'intérieur. Veillez à ce que vos genoux soient tournés vers l'avant. Le poids du corps repose sur les talons.

3 Étirez le buste en gonflant les poumons. Dégagez le haut de la poitrine en rejetant les épaules en arrière et en rapprochant les omoplates. Épaules et bras restent détendus ; les bras retombent le long du corps.

4 Étirez le cou et maintenez votre tête en équilibre en fixant un point devant vous tout en respirant calmement et régulièrement. Gardez la posture de 30 à 60 secondes.

LES PIEDS

Les pieds, cette association complexe de muscles et d'os, permettent à l'homme de se maintenir en équilibre, y compris sur une surface restreinte. Une position incorrecte des différentes parties du pied sur le sol peut être à l'origine de l'apparition de problèmes de dos et de hanches.

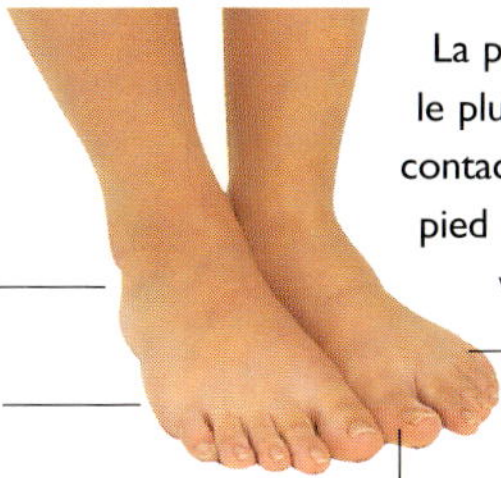

Le poids doit être réparti entre la surface du talon et la malléole extérieure.

Le bord externe du pied doit prendre appui sur le sol.

La plante doit être le plus possible en contact avec le sol. Le pied ne doit pencher ni vers l'intérieur ni vers l'extérieur.

Les orteils doivent être tendus, la plante du pied étalée (étirée à la fois vers l'arrière et vers l'avant), le cou-de-pied restant détendu.

Attention

- Les postures debout sont contre-indiquées en cas de troubles cardiaques ou d'hypertension.
- Elles sont éventuellement à éviter en période de grossesse et pendant les règles.
- En cas de glaucome, évitez toutes les postures tête en bas.
- Baissez les bras dès que vous vous sentez fatigué(e).
- Si vous souffrez des genoux ou du dos, votre professeur vous proposera certaines adaptations : ainsi, à l'étape 1, par exemple, vous pouvez écarter légèrement les pieds.

L'ÉTIREMENT DU BUSTE

Une fois que vous avez placé correctement pieds et jambes, vous pouvez étirer la colonne vertébrale, en décontractant les muscles du haut du corps, et respirer librement. Le fait d'étirer votre buste transforme votre silhouette et la manière dont vous vous sentez.

- Épaules tombantes et dos voûté sont associés à la dépression.
- Lorsqu'on s'étire, la taille s'affine, la poitrine se dilate, les épaules se détendent et les idées noires se dissipent aussitôt.

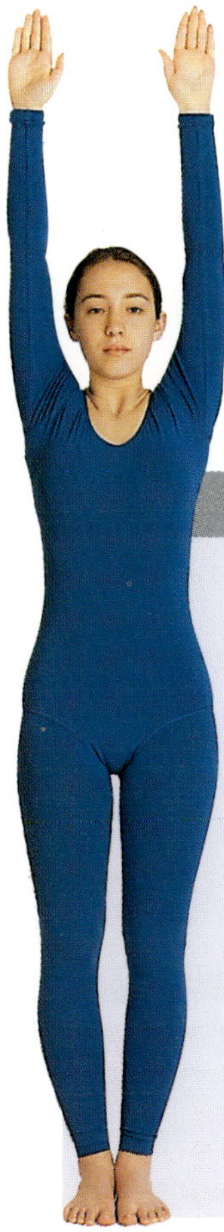

VARIANTE

Pour un étirement plus actif du haut du corps, levez les bras et tendez-les, doigts serrés.

LEVERS DE JAMBE

Cette posture, appelée *Utthita Hasta Pandangusthasana*, a pour but d'étirer la jambe jusqu'à ce que vous puissiez, avec de la pratique, saisir le pied levé. Même les versions pour débutants décrites ici étirent fortement l'arrière de la jambe. Il faut du temps et de la patience pour parvenir au résultat en toute sécurité. Le tronc et la jambe d'appui doivent être en extension, comme dans la Montagne (pp. 12-13).

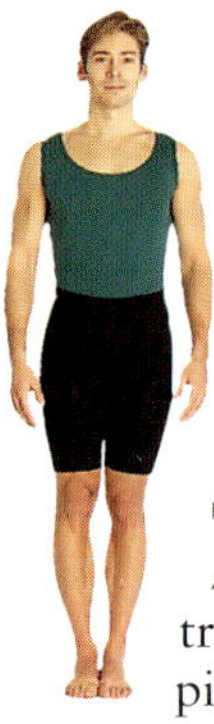

LEVERS DE JAMBE VERS L'AVANT

1 Tenez-vous debout comme pour réaliser la Montagne (p. 12), un tabouret devant vous.

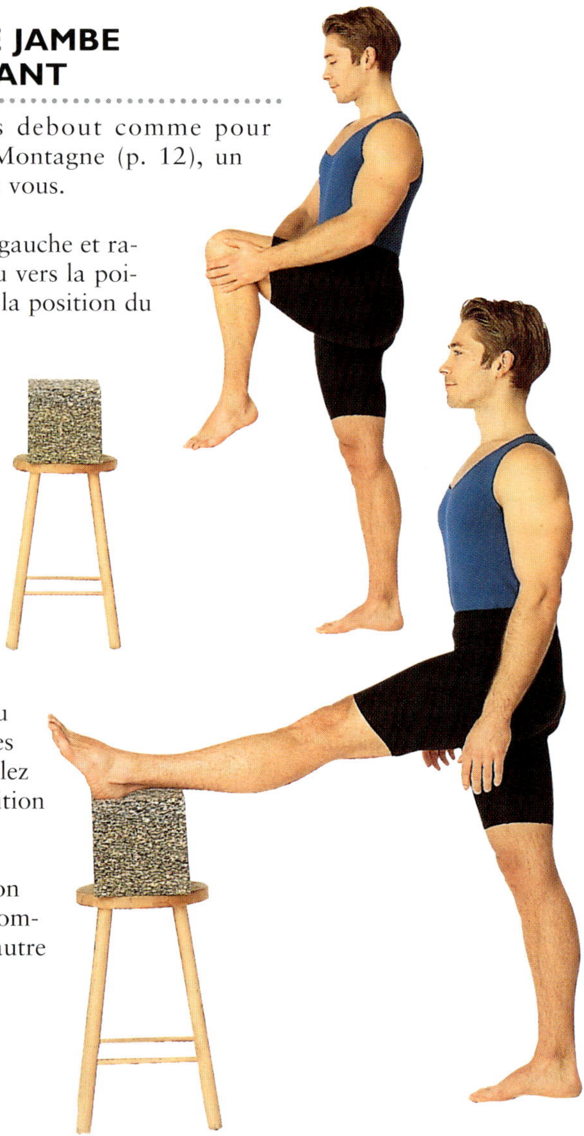

2 Pliez la jambe gauche et ramenez le genou vers la poitrine, sans changer la position du pied d'appui.

3 Tendez la jambe pour poser le talon au centre du support – le pied bien droit et reposant sur le talon, les jambes droites, le buste étiré. Respirez profondément, les hanches restant face au support, le corps à la verticale, la tête droite, les muscles du cou et des épaules détendus, les bras le long du corps. Veillez à ne pas modifier la position du pied d'appui.

4 Tenez la posture environ 30 secondes, puis recommencez l'exercice avec l'autre jambe.

LEVERS DE JAMBE LATÉRAUX

1 Tenez-vous debout, comme dans la posture de la Montagne, le support sur votre droite, à bonne distance de votre pied.

2 Levez et pliez la jambe droite, puis posez le talon au centre du support. La jambe est tendue, le pied vertical. La jambe d'appui est également tendue, le genou et le pied dirigés vers l'avant. Les hanches ont pivoté du côté de la jambe levée. Étirez vers le haut jambe gauche et tronc. Vérifiez que le pied d'appui est bien parallèle au support.

3 Tenez la posture environ 30 secondes, puis refaites l'exercice avec la jambe gauche.

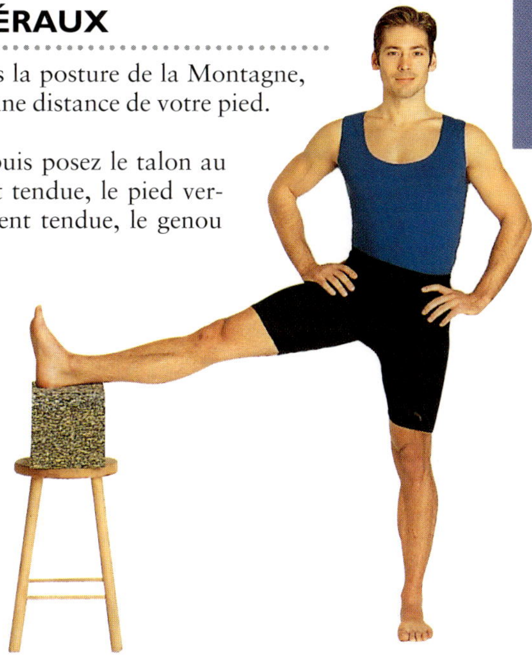

USAGE D'UN SUPPORT

- Choisissez au départ un support relativement bas – un tabouret, par exemple – pour exécuter correctement la posture, avant de vous risquer à utiliser un support plus haut.
- Ne surélevez le support qu'à partir du moment où vous maîtrisez l'exercice.
- Saisissez votre pied à l'aide d'une ceinture, comme ci-dessous.
- Placez-vous sur une surface stable, qui ne sollicite pas à l'excès les tendons d'Achille.

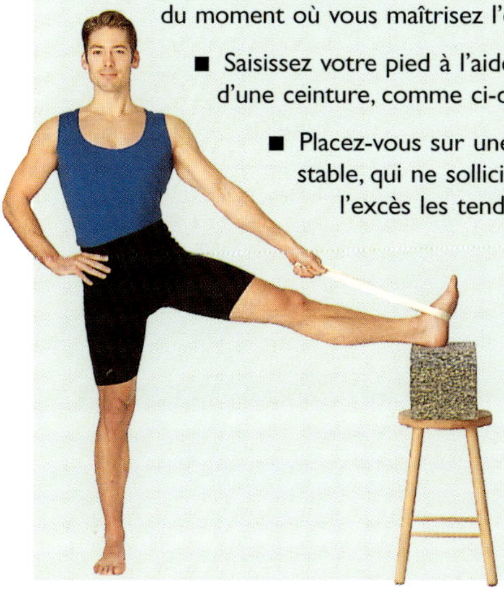

VARIANTES

Valables pour les levers de jambe vers l'avant ou sur le côté.

- Placez les mains sur vos hanches.
- Tendez les bras au-dessus de la tête, de façon à étirer la colonne vertébrale.

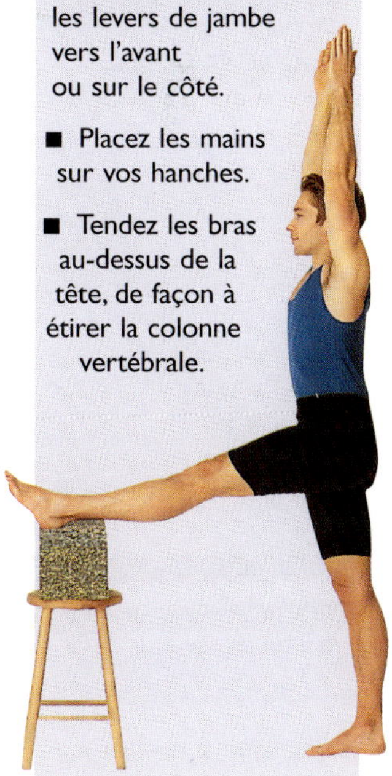

TRIANGLE

Le Triangle est une posture debout fondamentale, qui étire les muscles des jambes et mobilise les hanches. Chez le débutant, qui l'aborde très tôt, cette posture développe la conscience qu'il a de son corps et l'aide à assimiler les principes qui sous-tendent les mouvements de yoga. Dénommé *Trikonasana* en sanskrit, le Triangle peut contribuer à résoudre les problèmes dorsaux. En revanche, si vous avez mal au dos en exécutant la posture, cessez aussitôt l'exercice et prenez l'avis d'un professeur qualifié.

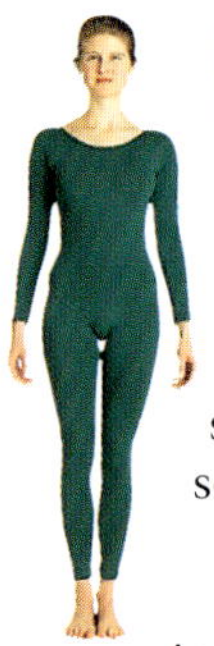

1 Placez-vous en posture de la Montagne (p. 12).

2 Inspirez, puis sautez en écartant largement les pieds. Tendez les bras sur le côté, paumes vers le sol. Écartez les pieds sans sauter si vous souffrez du dos ou des genoux.

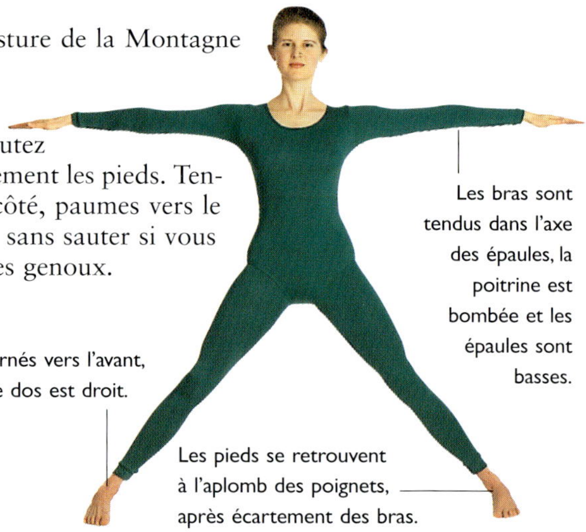

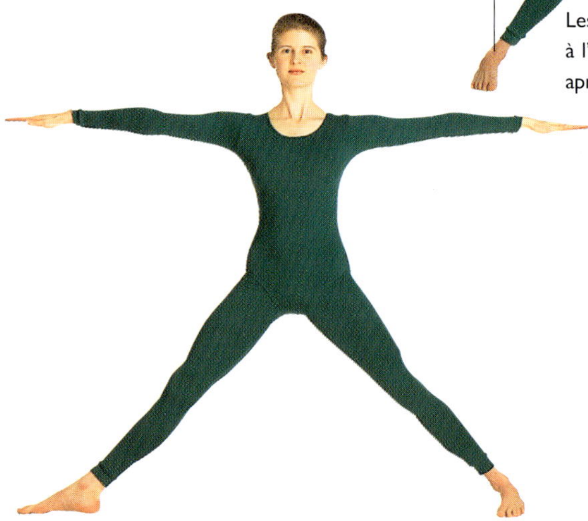

3 Sans bouger le tronc, tournez – légèrement – le pied gauche vers l'intérieur, la jambe et le pied droits vers l'extérieur – orteils, genoux et centre de la cuisse franchement tournés vers la droite. Le talon droit se trouve à la hauteur du cou-de-pied gauche. Les jambes sont tendues, la poitrine est bombée, tournée vers l'avant.

CONSEILS

- Au début, ou en cas de douleurs dans le cou ou les épaules, ne tendez pas le bras à la verticale et gardez-le collé au côté.
- Pour éviter une mauvaise position des pieds, commencez par exécuter le mouvement contre un mur, le pied tourné vers l'extérieur s'en écartant de quelques centimètres. Dans le fléchissement, l'épaule supérieure reste en contact avec le mur.

4 Dans une expiration, penchez-vous sur le côté droit, le buste restant tourné vers l'avant. Les doigts – voire la paume – de la main droite se posent sur le sol, derrière le pied, ou viennent enserrer le mollet. Le bras gauche se tend, paume de la main vers l'avant, pour former une verticale avec le bras gauche. Les jambes sont tendues, genou et cuisse droits perpendiculaires au corps. Genou gauche tourné vers l'avant, soulevez la jambe gauche et ramenez-la vers l'arrière, bras toujours tendus. En l'absence de crampes, tournez le visage vers le haut en étirant le dos.

5 Tenez la posture de 20 à 30 secondes, en respirant régulièrement. Redressez-vous dans l'inspiration. Répétez l'exercice en changeant de côté. Terminez pieds joints et baissez les bras.

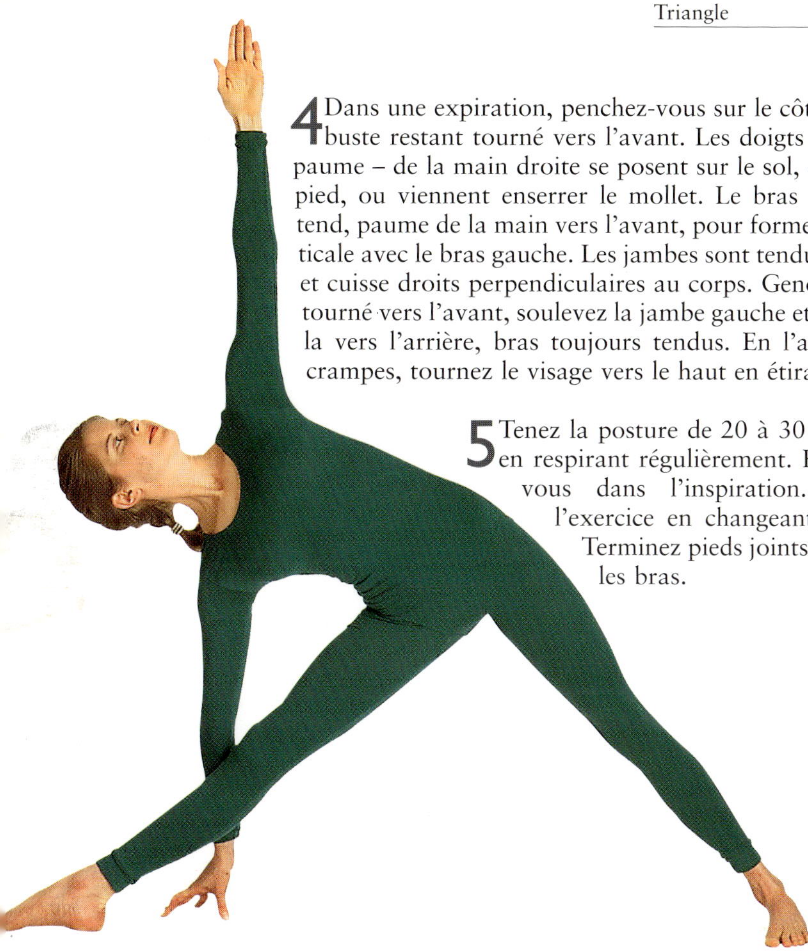

AVEC APPUI

Si vous débutez, il vous sera difficile de poser la main sur le sol, d'autant plus que vous ne devez pas trop étirer le buste, ni le faire basculer vers l'avant dans la flexion : épaules et hanches doivent rester dans l'axe des pieds. Attrapez votre cheville (voir p. 90) ou posez la main sur un bloc de bois ou autre support. Vous ressentirez alors moins de tractions dans les jambes et pourrez vous appliquer à étirer également le buste des deux côtés.

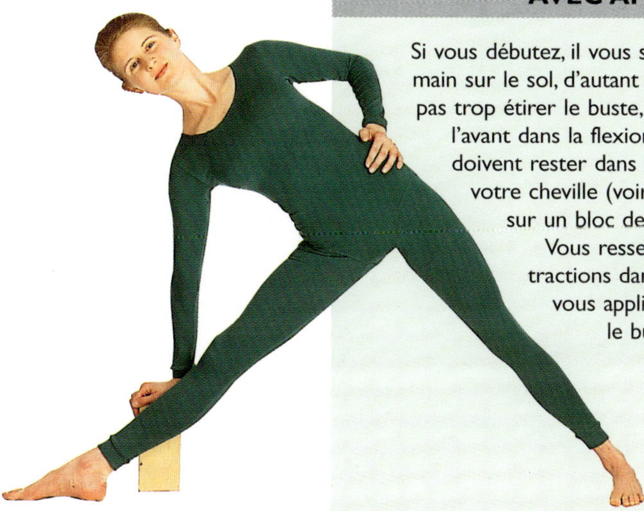

HORIZON

Le nom sanskrit de cette posture – *Parsvakonasana* – fait référence à la ligne qui sépare le ciel de la terre, une manière d'évoquer le fait que le yoga élargit l'horizon de l'homme. Comme le Triangle, l'Horizon assouplit et renforce les muscles des hanches.

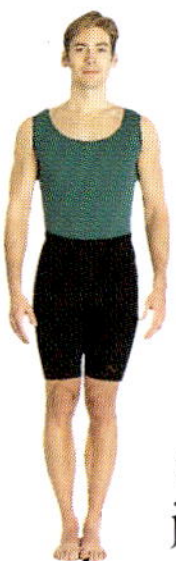

1 Placez-vous dans la posture de la Montagne (voir p. 12).

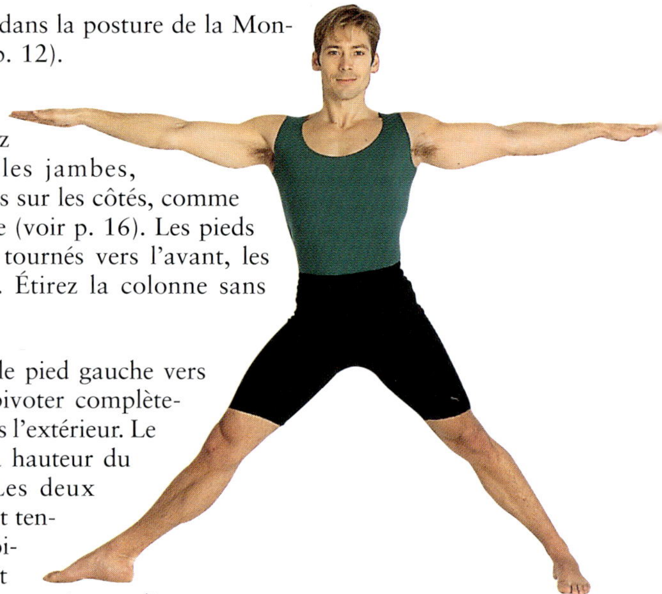

2 Inspirez, puis sautez en écartant les jambes, tendez les bras sur les côtés, comme dans le Triangle (voir p. 16). Les pieds sont parallèles, tournés vers l'avant, les jambes tendues. Étirez la colonne sans soulever les épaules.

3 Tournez légèrement le pied gauche vers l'intérieur et faites pivoter complètement la jambe droite vers l'extérieur. Le talon droit se place à la hauteur du cou-de-pied gauche. Les deux jambes sont tendues, la poitrine est bombée, tournée vers l'avant.

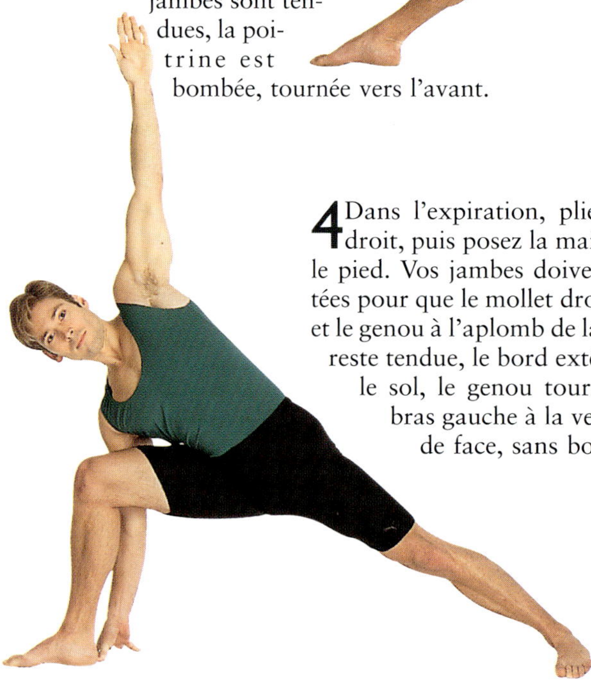

4 Dans l'expiration, pliez le genou droit à angle droit, puis posez la main droite sur le sol, derrière le pied. Vos jambes doivent être suffisamment écartées pour que le mollet droit puisse être à la verticale, et le genou à l'aplomb de la cheville. La jambe gauche reste tendue, le bord extérieur du pied appliqué sur le sol, le genou tourné vers l'avant. Tendez le bras gauche à la verticale, en gardant le buste de face, sans bouger la jambe gauche.

5 Tournez la paume de la main gauche vers la droite et étirez latéralement le bras au-dessus de la tête, paume de la main vers le bas. Faites pivoter le buste pour porter en arrière le côté gauche du tronc et étirez la colonne vers la tête. Veillez à ce que le genou droit ne pivote pas vers l'intérieur ; la jambe gauche reste tendue. Tournez le visage vers le haut, en restant détendu(e).

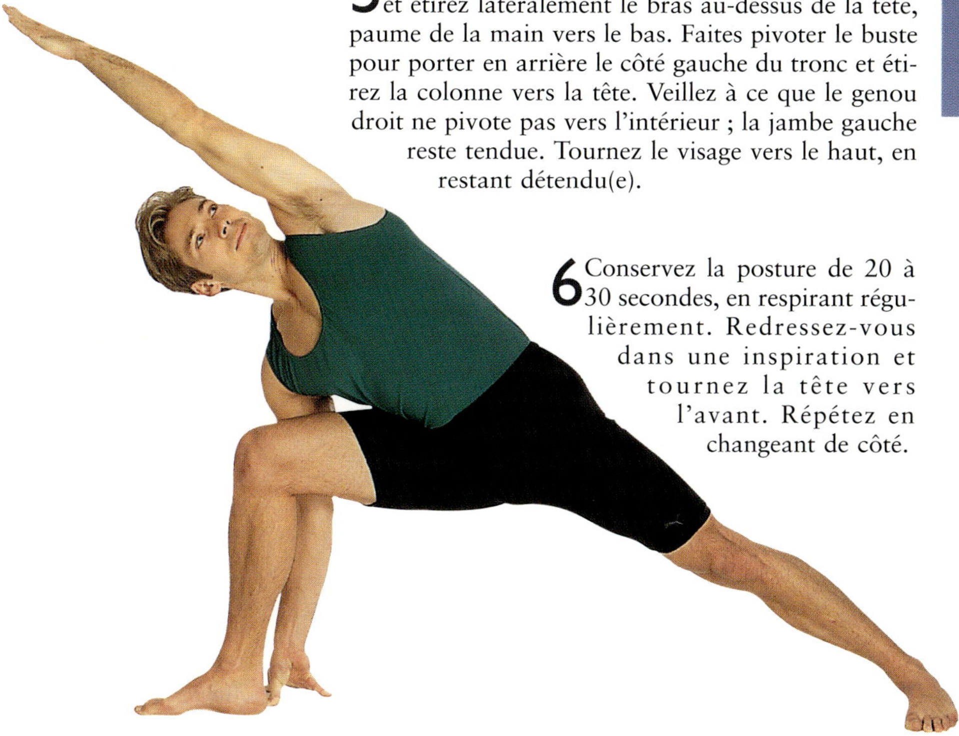

6 Conservez la posture de 20 à 30 secondes, en respirant régulièrement. Redressez-vous dans une inspiration et tournez la tête vers l'avant. Répétez en changeant de côté.

AVEC APPUI

- Au début, il vaut mieux prendre appui, plutôt que de s'évertuer à atteindre le sol, au risque de comprimer la cage thoracique.
- Prenez aussi appui si vous ne réussissez pas à écarter suffisamment les jambes pour en plier une à angle droit.
- Vous éviterez de vous blesser en ne tendant pas le bras et en posant la main libre sur la hanche.
- Vous rectifierez plus facilement la position contre un mur.

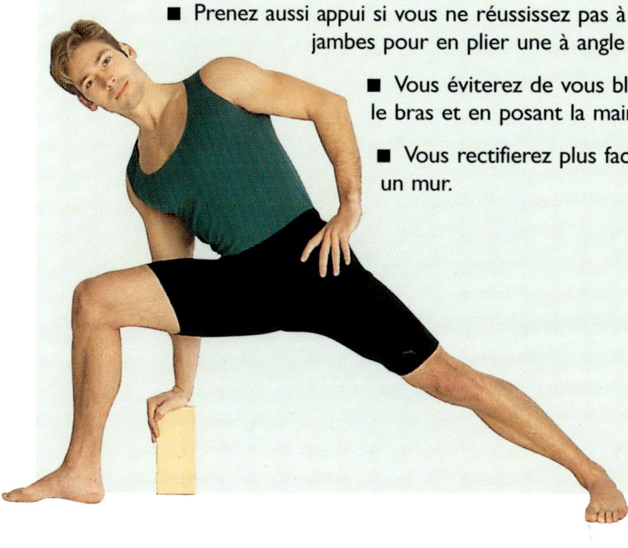

GUERRIER I

Il s'agit d'une posture qui agit tant sur le corps que sur l'esprit et favorise la respiration profonde. Elle tire son nom sanskrit – *Virabhadrasana* – de celui d'un héros de la poésie épique indienne, Virabhadra, créé par Siva après la destruction de Sati, son épouse bien-aimée. Très difficile, la posture du Guerrier est déconseillée en cas d'affection cardiaque ou d'hypertension.

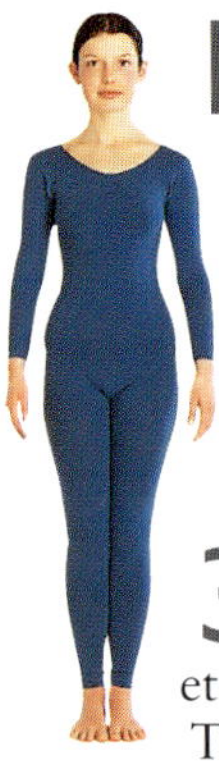

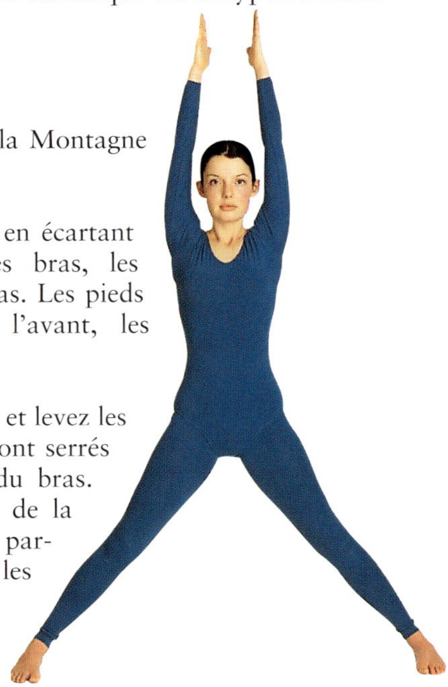

1 Placez-vous dans la posture de la Montagne (p. 12).

2 Dans une inspiration, sautez en écartant largement les jambes et les bras, les paumes étant tournées vers le bas. Les pieds sont parallèles, tournés vers l'avant, les jambes tendues.

3 Tournez les paumes vers le haut et levez les bras à la verticale. Les doigts sont serrés et tendus, dans le prolongement du bras. Tendez les bras et rapprochez-les de la tête. Le fait de tendre les bras étire toute la partie avant du corps tout en assouplissant les épaules.

4 Tournez le pied gauche vers l'intérieur, sur 45° environ, puis faites pivoter complètement la jambe droite sur le côté droit : les pieds doivent rester à la même hauteur. En même temps que la jambe, les hanches et le tronc ont pivoté sur la droite, dans la direction du pied droit. Continuez à tirer sur les bras et le dos, en rentrant le ventre.

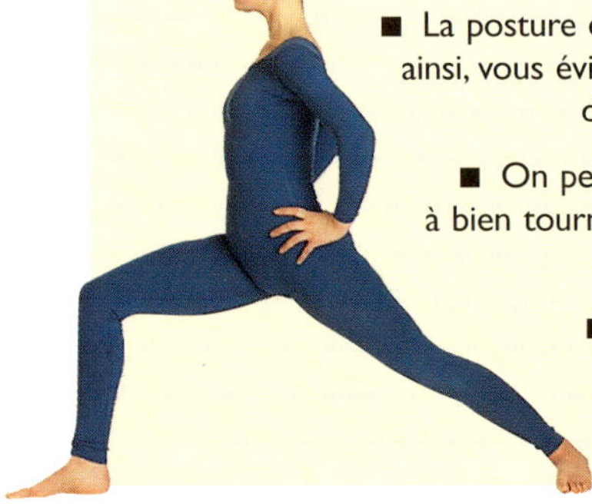

CONSEILS

- La posture est plus facile si les mains sont posées sur les hanches ; ainsi, vous éviterez d'éventuelles douleurs lombaires. Si vous souffrez du dos, prenez l'avis d'un professeur de yoga.
- On peut parfois éliminer les douleurs lombaires en veillant à bien tourner les hanches, et en s'étirant vers le haut pour éviter un tassement des vertèbres.
- Si vous ne réussissez pas à tourner vers l'intérieur le pied arrière en gardant le talon au sol, glissez sous le talon un coin de bois ou une couverture pliée.

5 Dans une expiration, pliez le genou droit à 90° (le mollet doit être à la verticale). La jambe gauche reste tendue, le poids du corps reposant sur le talon. La face externe de la cuisse gauche suit le mouvement de la hanche, la face interne reculant légèrement, ainsi que la hanche droite. Étirez bras et torse pour ouvrir la poitrine.

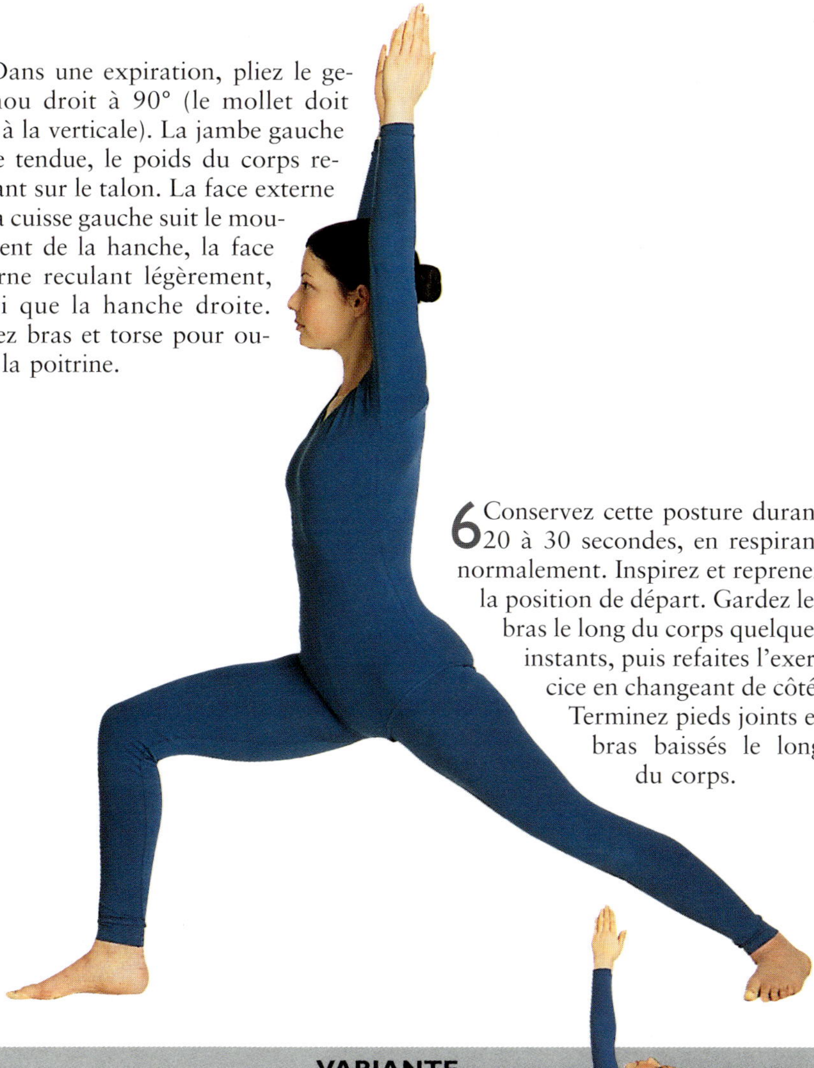

6 Conservez cette posture durant 20 à 30 secondes, en respirant normalement. Inspirez et reprenez la position de départ. Gardez les bras le long du corps quelques instants, puis refaites l'exercice en changeant de côté. Terminez pieds joints et bras baissés le long du corps.

VARIANTE

- Si vous le pouvez sans forcer, et à condition que votre dos et vos épaules soient suffisamment souples, joignez les mains lors des étirements de bras.
- Veillez à garder les bras bien tendus.
- Penchez le buste en arrière et laissez tomber la tête en arrière, sans exercer de tensions sur la nuque.

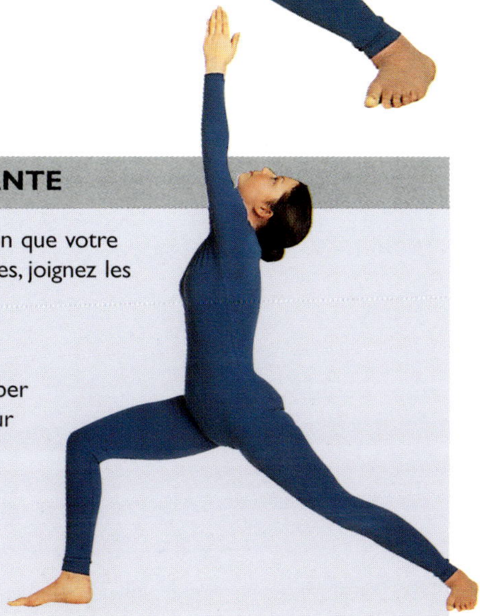

GUERRIER II

Virabhadrasana II est une posture qui renforce les muscles des jambes et du dos. Comme d'autres positions difficiles, elle développe le courage et la résistance physique. Il ne faut pas pour autant l'aborder en serrant les dents, mais avec sensibilité, ténacité et attention – autant de qualités dignes d'un grand guerrier.

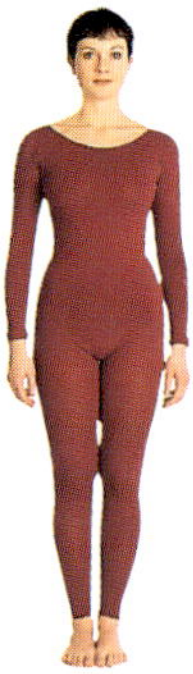

1 Prenez la position de la Montagne (p. 12), inspirez et sautez en écartant largement les jambes, bras en croix à hauteur d'épaules.

2 Faites pivoter légèrement le pied gauche vers l'intérieur et tournez complètement la jambe droite vers la droite, pieds alignés. Dans ce mouvement, le buste doit rester bien droit, les bras demeurant en croix.

3 Dans une expiration, baissez-vous légèrement et pliez le genou droit à angle droit : mollet droit et tronc sont verticaux, l'intérieur de la cuisse droite s'étire. La jambe gauche est tendue, le genou tourné vers l'avant, le bord externe du talon appuyé sur le sol. Le buste, de face, est bien étiré. Pour ne pas basculer en avant ou en arrière, ni sur les côtés, étirez bien la colonne vertébrale en vous concentrant sur votre bassin. Les bras sont dans le prolongement l'un de l'autre, parallèles au sol.

4 Les bras toujours étirés, tournez la tête à droite, sans bouger les épaules et en gardant le dos bien droit. C'est là la dernière phase de la posture. Le visage et le cou sont détendus, la respiration est aisée.

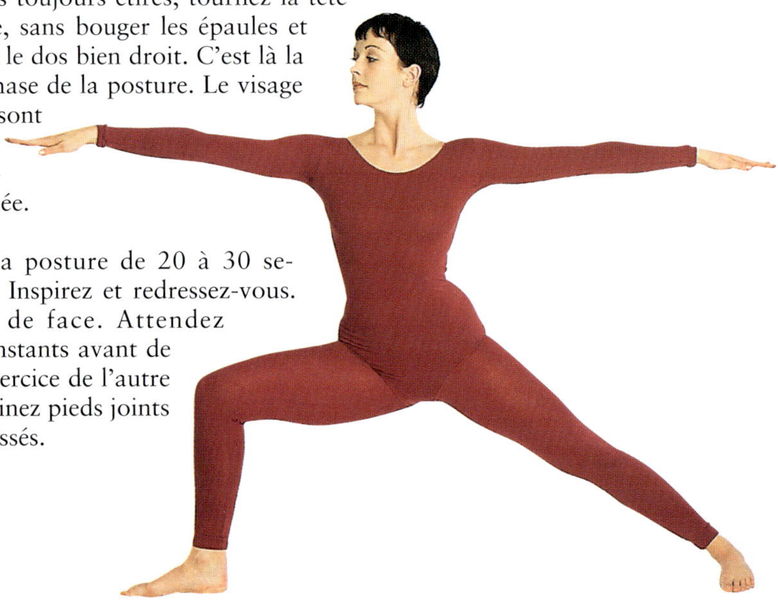

5 Tenez la posture de 20 à 30 secondes. Inspirez et redressez-vous. Terminez de face. Attendez quelques instants avant de refaire l'exercice de l'autre côté. Terminez pieds joints et bras baissés.

PRIÈRE

Dans de nombreuses cultures, on joint les mains pour prier. En Inde, ce geste, dénommé *namaste*, est un signe de respect, de bienvenue ou de gratitude. Les mains droite et gauche représentent respectivement les aspects actifs et passifs de notre personnalité ; en les joignant, on réalise l'harmonie de ces éléments complémentaires. En règle générale, les mains sont jointes devant, ici, elles le sont dans le dos. La posture de la Prière assouplit les épaules et les bras, développe la cage thoracique et facilite la respiration.

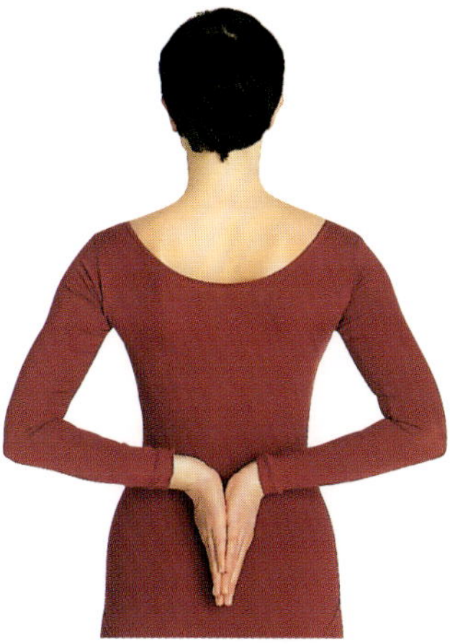

1 Joignez les mains au centre de votre dos, les doigts tournés vers le bas.

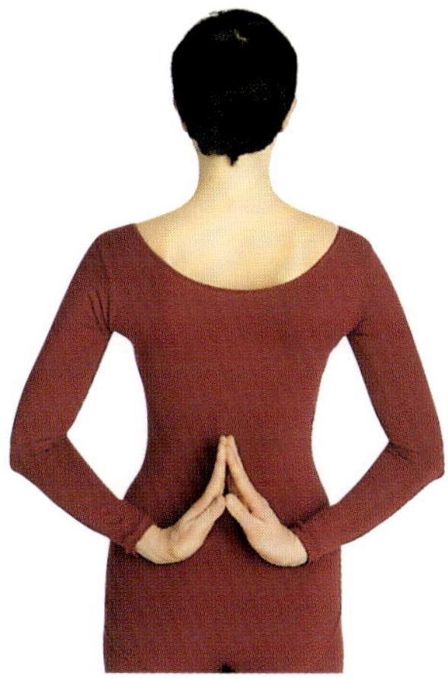

2 Faites pivoter vos doigts vers la colonne, puis vers le haut, sans ramener vers l'avant les coudes ni les épaules.

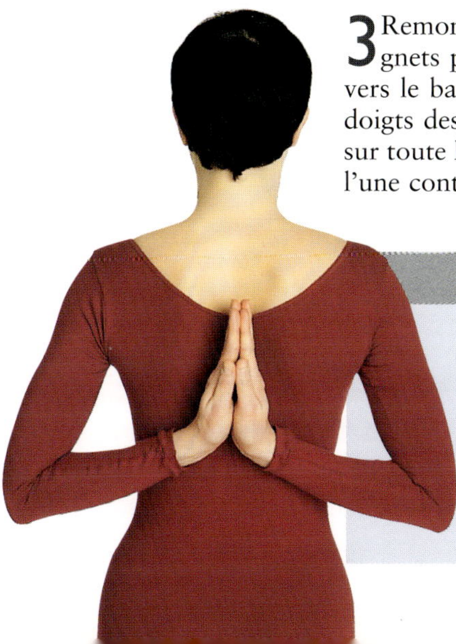

3 Remontez les mains de façon à amener les poignets plus haut que les coudes. Les coudes tirent vers le bas, les avant-bras vers le haut. Allongez les doigts des deux mains de façon qu'ils se recouvrent sur toute leur longueur et pressez la base des paumes l'une contre l'autre.

VARIANTE

Si vous ne parvenez pas à réaliser complètement la posture, entraînez-vous en saisissant vos coudes dans votre dos, et en rejetant les épaules en arrière.

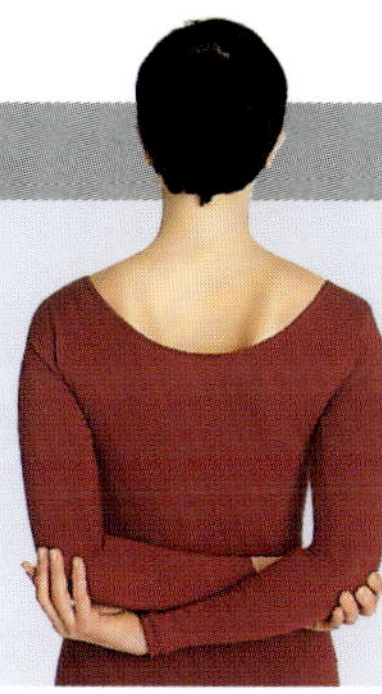

I

ARC LATÉRAL

Il s'agit d'une posture qui affine la taille. Elle assouplit les hanches, les jambes et la colonne vertébrale. Dans la posture complète – *Parsvottanasana* en sanskrit –, les mains sont jointes derrière le dos, en Prière (p. 23), et la tête est rejetée en arrière avant l'étirement. La variante proposée permet de trouver plus facilement son équilibre et de se concentrer davantage sur le positionnement des hanches.

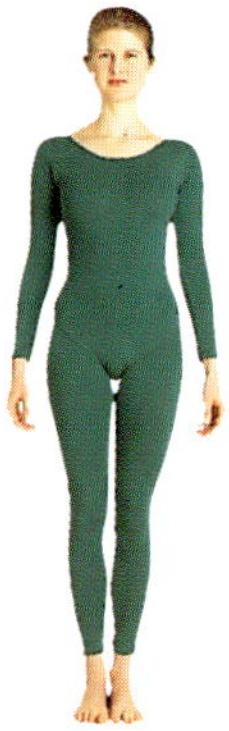

VERSION SIMPLE

1 Placez-vous en posture de la Montagne (p. 12).

2 Inspirez et sautez en écartant les pieds de 1,20 m environ : ils doivent être parallèles et tournés vers l'avant. Placez les mains sur les hanches.

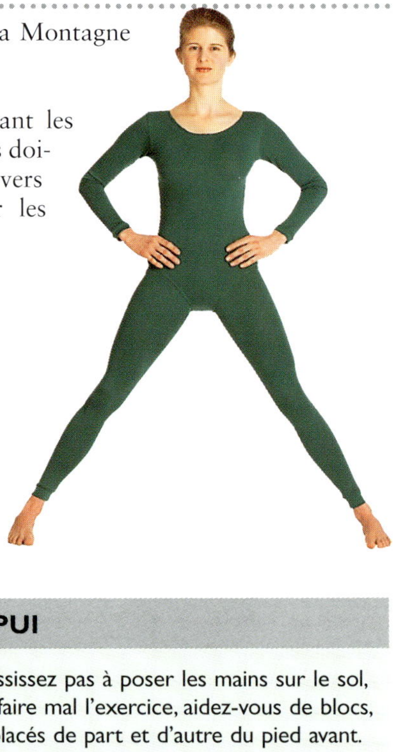

AVEC APPUI

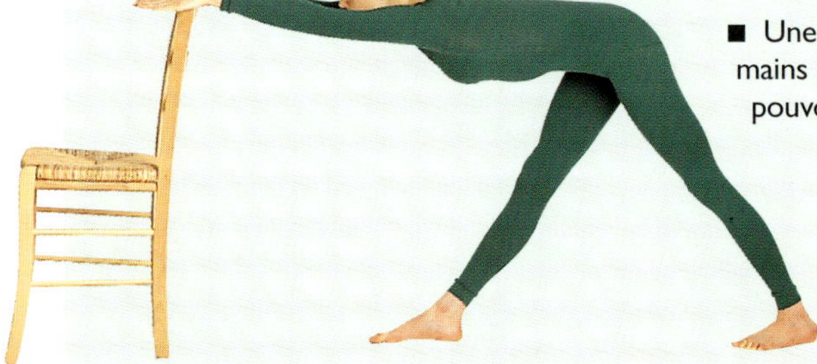

- Si vous ne réussissez pas à poser les mains sur le sol, plutôt que de faire mal l'exercice, aidez-vous de blocs, placés de part et d'autre du pied avant.
- Une variante consiste à placer les mains sur un dossier de chaise, pour pouvoir étirer le buste. Les hanches doivent rester parallèles au dossier.

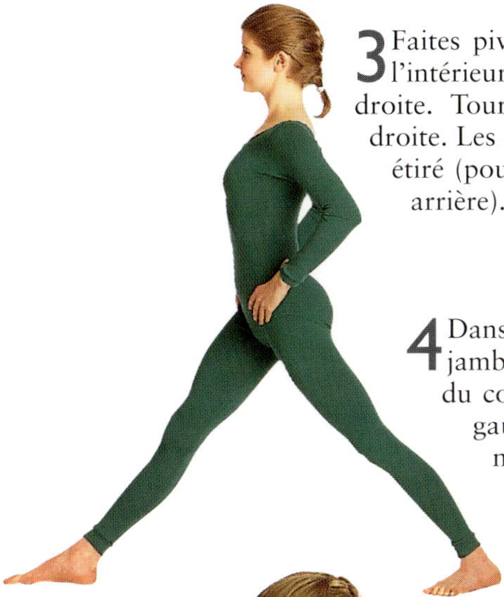

3 Faites pivoter le pied gauche d'environ 45° vers l'intérieur, et la jambe droite complètement sur la droite. Tournez en même temps le buste vers la droite. Les deux jambes restent tendues, le tronc est étiré (pour la posture complète, rejetez la tête en arrière).

4 Dans une expiration, penchez-vous sur la jambe droite sans plier les genoux. Le poids du corps s'exerce essentiellement sur le talon gauche et le gros orteil du pied droit. Vos mains posées sur les hanches vous permettent de les garder au même niveau.

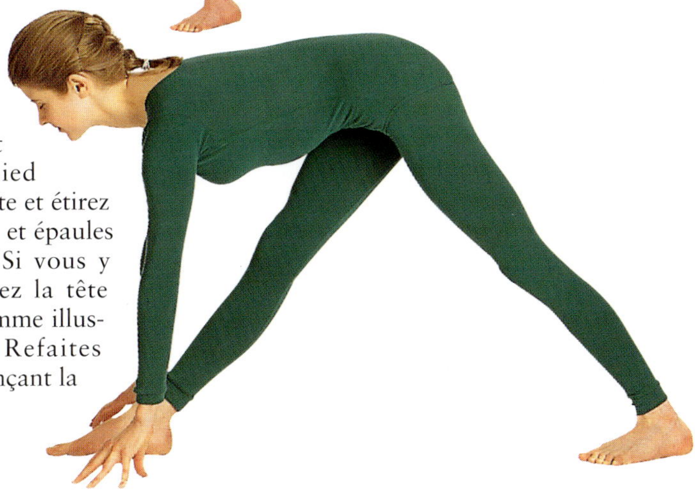

5 Placez les mains de part et d'autre du pied droit. Levez la tête et étirez le buste, hanches et épaules bien parallèles. Si vous y parvenez, amenez la tête sur la jambe, comme illustré ci-dessous. Refaites l'exercice en avançant la jambe gauche.

PARSVOTTANASANA

Dans la version complète de la posture, placez-vous en posture de la Montagne, les mains jointes en Prière (p. 23). Efforcez-vous de garder les paumes collées, les coudes rejetés en arrière.

- Exécutez les étapes 1 à 5 en gardant les mains jointes.
- Concentrez-vous sur l'alignement des hanches, en veillant à bien tendre vos jambes.
- Enfin, penchez le buste jusqu'à ce que vous puissiez poser la tête sur la jambe.

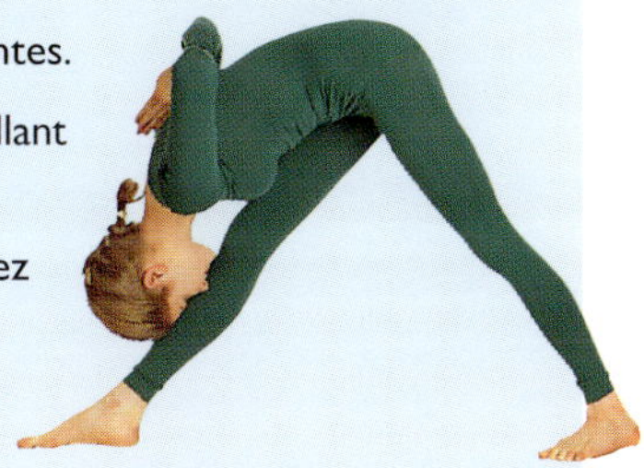

FLEXION AVANT, JAMBES ÉCARTÉES

Dans cette posture, les jambes sont largement écartées et bien tendues. Lorsqu'elle est en place et que la tête touche le sol, cette figure apporte tous les bienfaits d'une posture sur la tête, sans présenter autant de problèmes d'équilibre. Son nom sanskrit de *Prasarita Padottanasana* associe les sens de « étirement/développement » et de « pied ou jambe ».

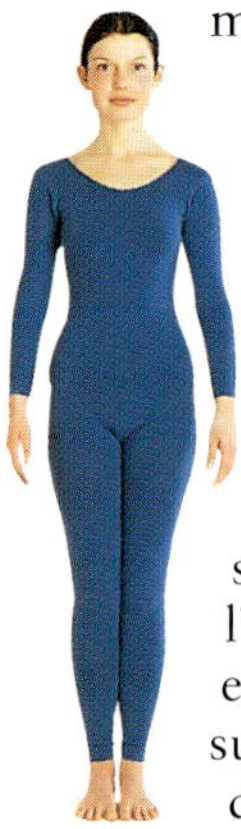

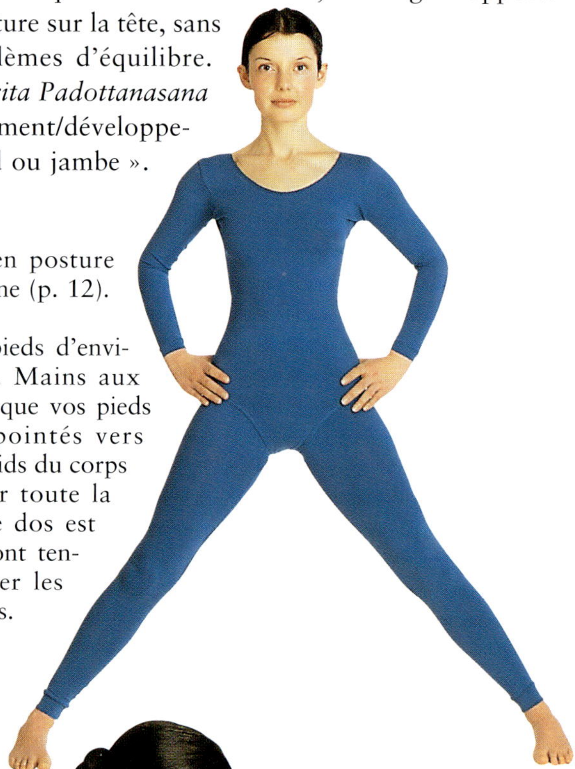

1 Placez-vous en posture de la Montagne (p. 12).

2 Écartez les pieds d'environ 1,50 m. Mains aux hanches, vérifiez que vos pieds sont parallèles, pointés vers l'avant, et que le poids du corps est bien réparti sur toute la surface du pied. Le dos est droit, les jambes sont tendues, en particulier les muscles antérieurs des cuisses.

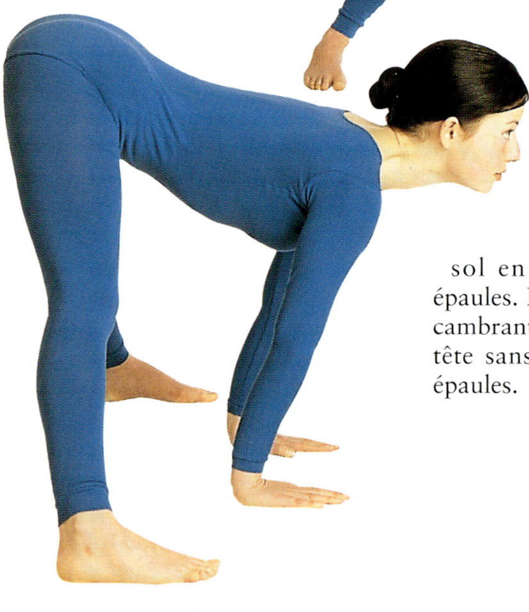

3 Dans une expiration, penchez-vous en avant pour poser les mains sur le sol en suivant l'écartement des épaules. Bras tendus, étirez le buste en cambrant légèrement le dos. Levez la tête sans contracter la nuque ni les épaules.

4 Jambes tendues, poursuivez la flexion du buste jusqu'à ce que vous puissiez poser la tête sur le sol. Les mains ont reculé et sont au niveau des pieds, les coudes sont pliés, les bras parallèles. Soulevez le bassin et décontractez les muscles du tronc.

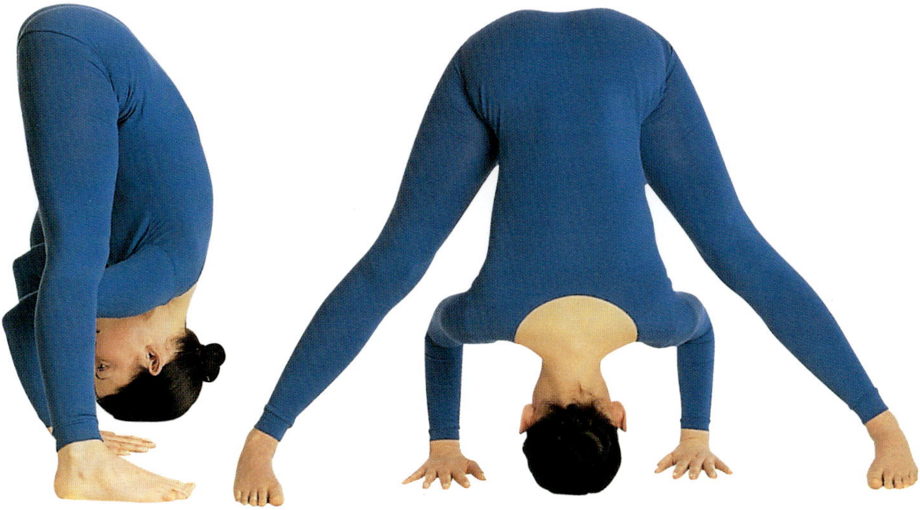

5 Gardez la posture environ 30 secondes, puis soufflez et redressez-vous en tendant les bras. Placez les mains sur les hanches et joignez les pieds.

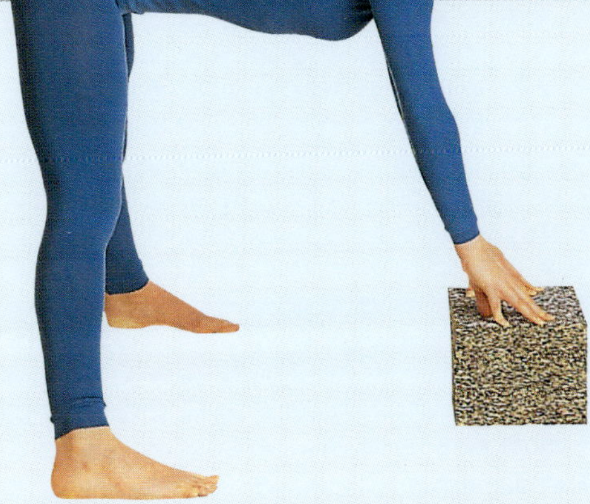

AVEC APPUI

- Si vous ne réussissez pas à toucher le sol, posez la tête sur un bloc.
- Si vous ne parvenez pas à atteindre le sol sans arrondir le dos ni plier les genoux, posez les mains sur un bloc ou une chaise.

ÉTIREMENT INTENSE

Cette posture, dénommée *Uttanasana,* permet d'étirer complètement la colonne vertébrale et les muscles de l'arrière des jambes. Son nom sanskrit se réfère à l'attitude du yogi qui cherche toujours à accroître son niveau de conscience et de compréhension. La version présentée ci-dessous a des effets calmants et décontractants.

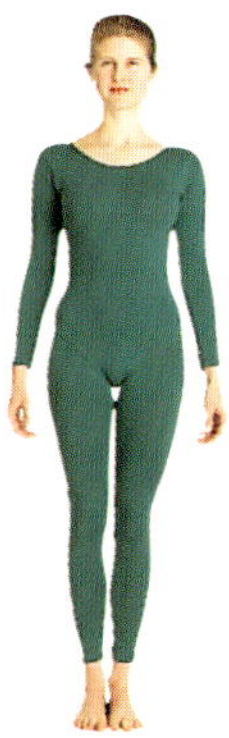

1 Placez-vous en posture de la Montagne (p. 12). Écartez les jambes à l'aplomb des hanches, pieds parallèles, poids uniformément réparti, plantes des pieds et orteils bien à plat.

2 Attrapez vos coudes, inspirez et placez les bras au-dessus de la tête de façon à étirer la région lombaire.

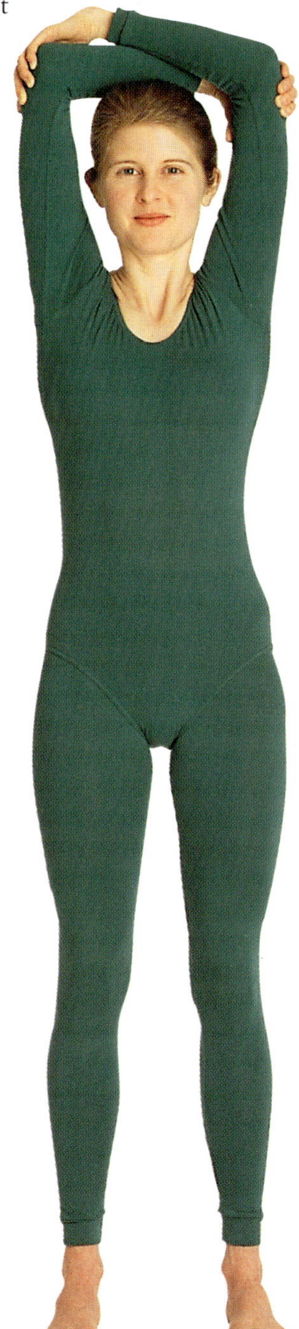

Attention

- Prenez appui si vous souffrez du dos ou ne pouvez vous pencher fortement en avant.
- Interrompez l'exercice en cas de douleurs dorsolombaires ou cervicales.
- Garder les bras tendus peut être douloureux, même chez les personnes souples. Il vous sera plus facile de faire l'exercice en laissant les mains posées sur les hanches.

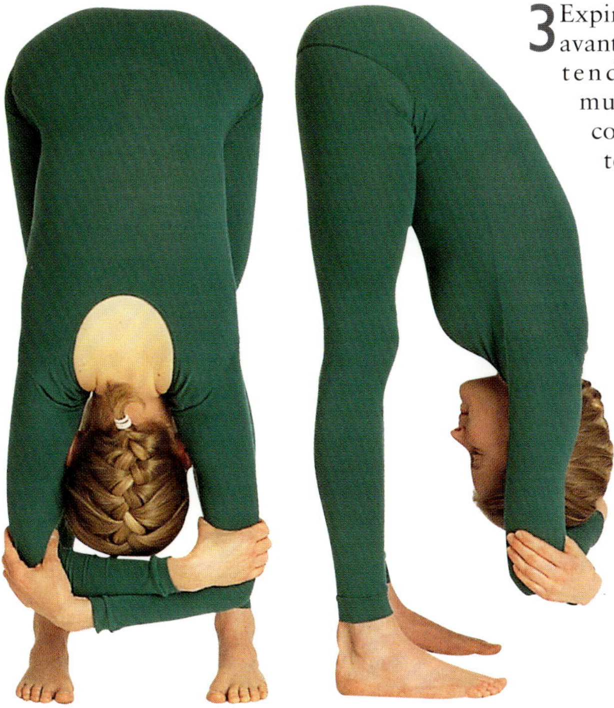

3 Expirez et penchez-vous en avant en gardant les jambes tendues. Détendez les muscles des pieds, mais contractez les muscles antérieurs des cuisses, de façon à immobiliser les genoux. Détendez aussi les muscles du dos et de la nuque en veillant à respirer régulièrement.

4 Tenez la posture de 30 à 60 secondes. Redressez-vous en posant les mains sur les hanches et en conservant le dos bien droit et les jambes tendues.

AVEC APPUI

- Placez-vous devant un point d'appui situé à la hauteur de vos hanches (plus haut si vous manquez de souplesse), pieds parallèles, jambes droites.
- Posez les mains sur le support en vous penchant en avant. Rectifiez la position des pieds de façon que les jambes soient parfaitement verticales.
- Gardez les bras, les mains et les doigts tendus, les genoux et l'avant des cuisses contractés.
- Levez la tête et étirez le buste, puis glissez la tête entre les bras. Tendez bien le dos pour qu'il soit parfaitement plat.

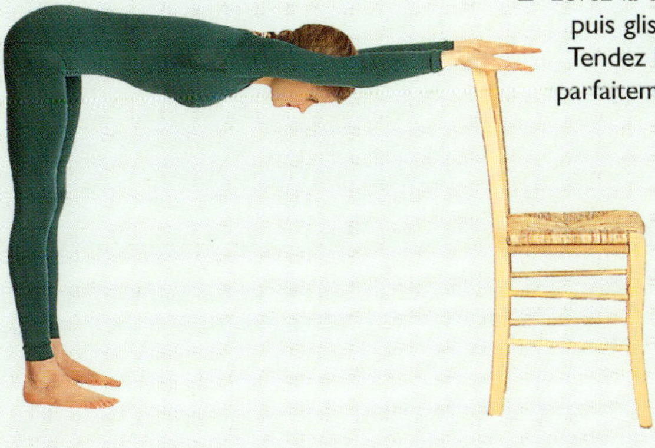

I

CHIEN

Les animaux savent naturellement éliminer les tensions musculaires, et cette posture – en sanskrit, *Adho Mukha Svanasana* – évoque le chien ou le chat en train de s'étirer. Elle décontracte les jambes et est particulièrement recommandée aux marcheurs ou aux personnes travaillant en position debout prolongée. Bien qu'ayant des effets dynamisants, elle ne fatigue pas le cœur. Elle est classée parmi les postures debout, car elle en possède nombre de caractéristiques.

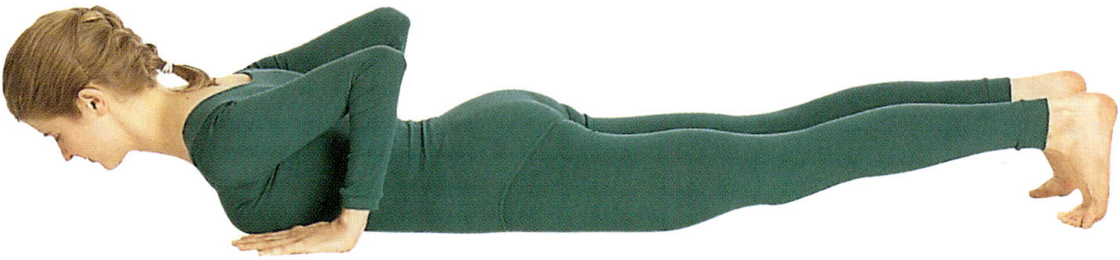

1 Mettez-vous à plat ventre, les jambes droites, les orteils retournés. Placez les mains de part et d'autre de la poitrine, les doigts légèrement écartés, pointés vers l'avant.

2 Poussez sur les bras pour vous mettre à quatre pattes, en vous assurant que vos deux mains sont au même niveau et que tous les doigts prennent appui sur le sol.

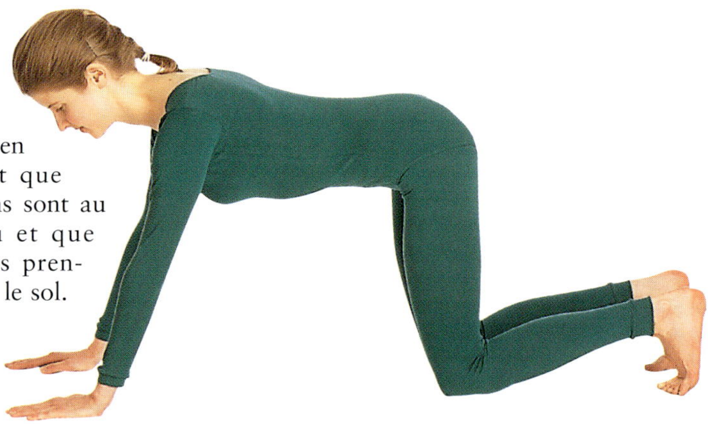

VARIANTE

Cette posture sollicite de nombreuses parties du corps et peut soulager les douleurs de l'épaule ou de la nuque. Le Chien prépare à d'autres postures, mais n'est pas un exercice facile. Si vos talons n'atteignent pas le sol, appuyez-les contre un mur.

3 Soulevez le bassin, tendez les jambes et poussez sur vos talons. Pour ce faire, étirez la plante des pieds vers l'arrière. Les pieds doivent être parallèles, mollets et cuisses tendus. Les mains prennent fermement appui sur le sol. Tendez tous vos doigts et assurez-vous que la base du pouce et de l'index est en contact avec le sol.

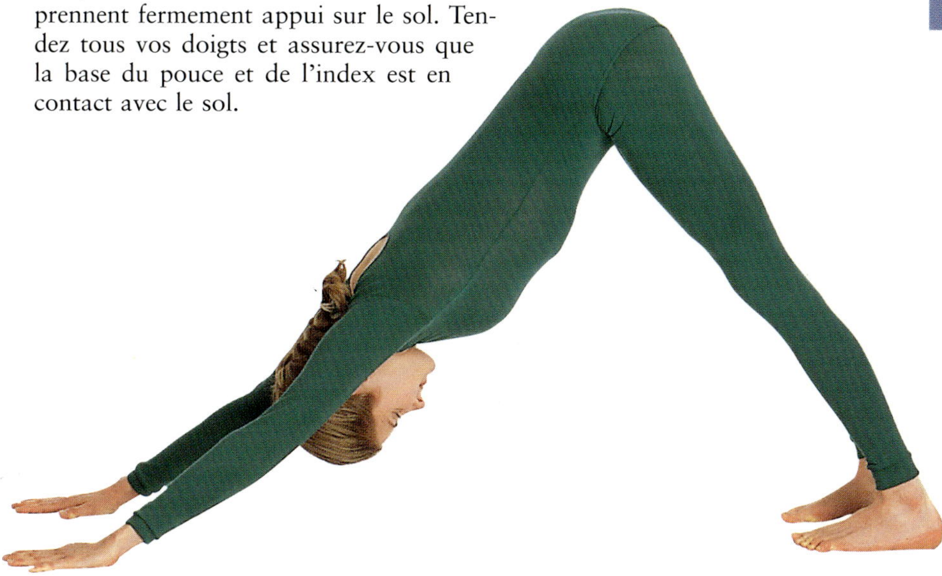

4 Veillez à garder bras et jambes bien tendus pour pouvoir soulever le bassin le plus haut possible. Rapprochez les omoplates pour faciliter la respiration. Détendez tête et cou, et respirez régulièrement. Conservez la posture de 30 à 60 secondes.

AVEC APPUI

Pour une plus grande stabilité, appuyez pouces et index contre un mur et posez la tête sur une couverture pliée ou un bloc de mousse. Le fait de poser la tête accroît l'effet régénérateur de la posture, à condition de bien répartir le poids du corps.

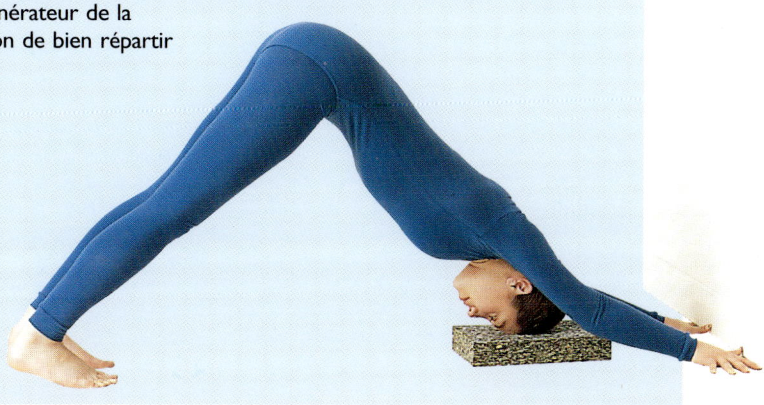

ARBRE

Cette posture développe le sens de l'équilibre et la concentration, muscle la jambe et le pied d'appui, et assouplit les articulations des hanches. Son nom sanskrit de *Vrksasana* fait référence à la croissance et à la terre (le même terme sert à construire le mot « patience »). Tel un arbre, il faut vous « enraciner » avant de vous redresser lentement. Au début, vous pouvez prendre appui contre un mur.

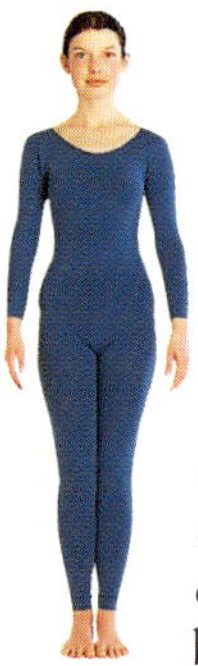

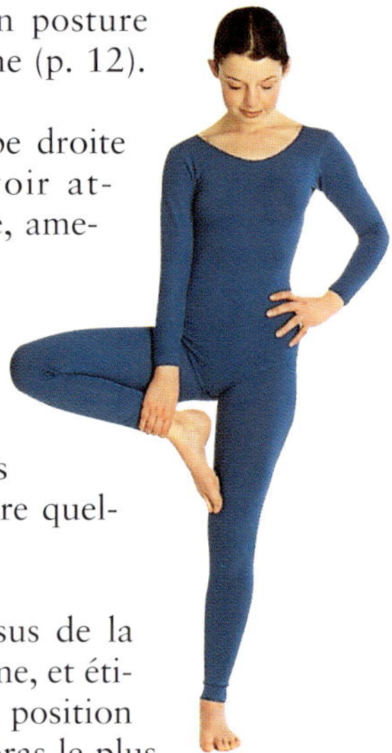

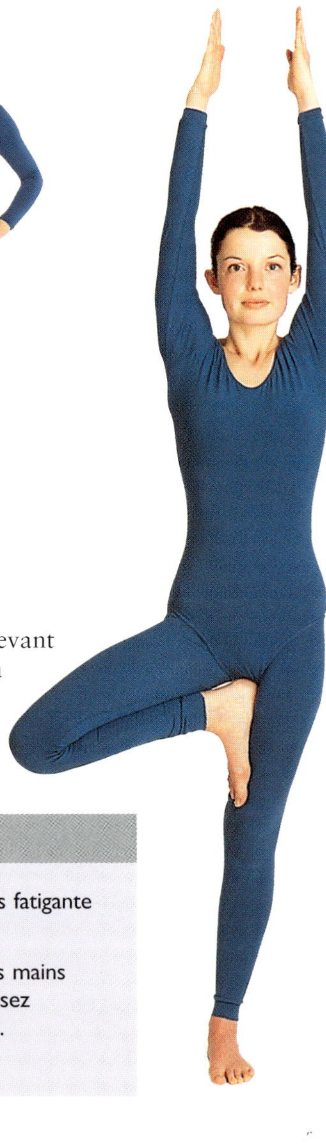

1 Placez-vous en posture de la Montagne (p. 12).

2 Pliez la jambe droite et, après avoir attrapé la cheville, amenez la plante du pied sur la cuisse gauche, orteils vers le bas. Genou droit tourné vers l'extérieur, gardez l'équilibre quelques instants.

3 Tendez les bras au-dessus de la tête, paume contre paume, et étirez le buste. Recherchez la position d'équilibre en étirant vos bras le plus haut possible.

4 Assurez votre équilibre en fixant un point devant vous et en respirant régulièrement. Gardez la posture environ 20 secondes, puis replacez-vous en position de départ et changez de côté.

VARIANTES

- L'équilibre est plus facile à tenir et la posture moins fatigante si vous ne levez pas les bras.
- Vous pouvez exécuter cette posture en joignant les mains en Prière (voir p. 23) devant vous. Dans ce cas, redressez légèrement les coudes pour ne pas avoir le dos voûté.

AIGLE

Le nom sanskrit de la posture – *Garudasana* – est dérivé de Garuda, l'homme-aigle de la mythologie indienne. Dans cette posture, le fait d'enrouler un bras et une jambe est particulièrement efficace pour étirer les vertèbres de la région dorsolombaire. Elle assouplit également les épaules.

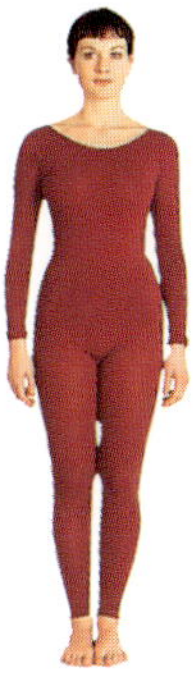

1 Placez-vous en posture de la Montagne (p. 12).

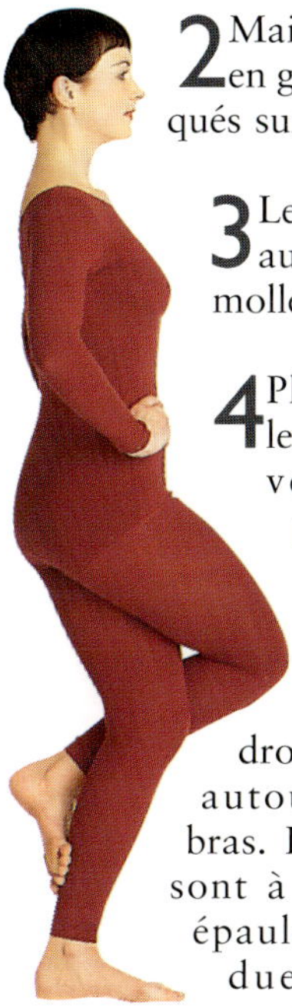

2 Mains aux hanches, fléchissez les genoux en gardant le dos droit et les talons appliqués sur le sol.

3 Levez la jambe droite et enroulez-la autour de la gauche au niveau du mollet.

4 Pliez les bras et levez-les, doigts vers le haut, paume contre paume. Passez le bras gauche par-dessus le droit et enroulez-le autour de l'avant-bras. Les petits doigts sont à l'extérieur, les épaules sont détendues. Levez les coudes à la hauteur des épaules, puis étirez le buste.

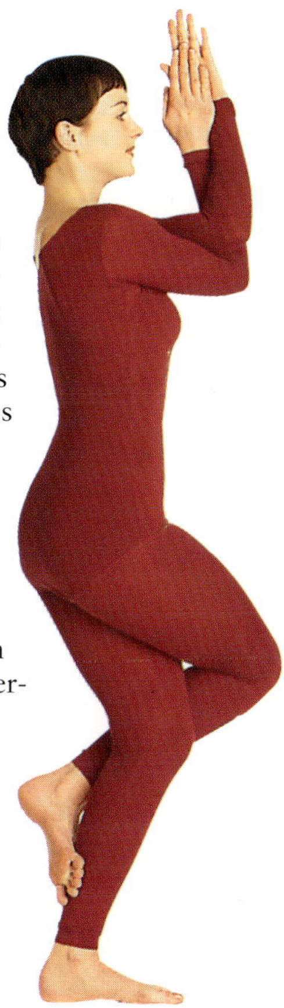

5 Gardez la posture environ 20 secondes, puis faites l'exercice de l'autre côté.

CONSEILS

- Si vous avez du mal à garder l'équilibre, ne faites qu'un seul mouvement d'enroulement à la fois.
- Vous pouvez aussi exécuter la posture en appuyant le dos contre un mur.
- Vous pouvez enrouler les bras avant les jambes, ou faire les deux mouvements ensemble, mais cela exige une bonne coordination.

POSTURE PUISSANTE

Souvent appelée la « Chaise » (car, dans cette posture, on s'assied sur une chaise imaginaire), *Utkatasana* (*utka* signifiant « puissant » ou « terrible ») développe les muscles des cuisses et du dos.

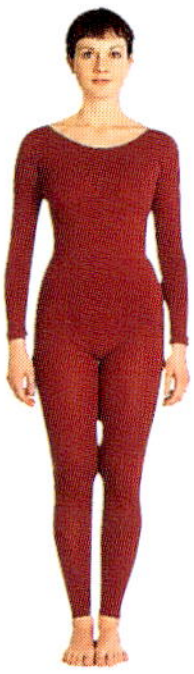

1 Placez-vous en posture de la Montagne (p. 12).

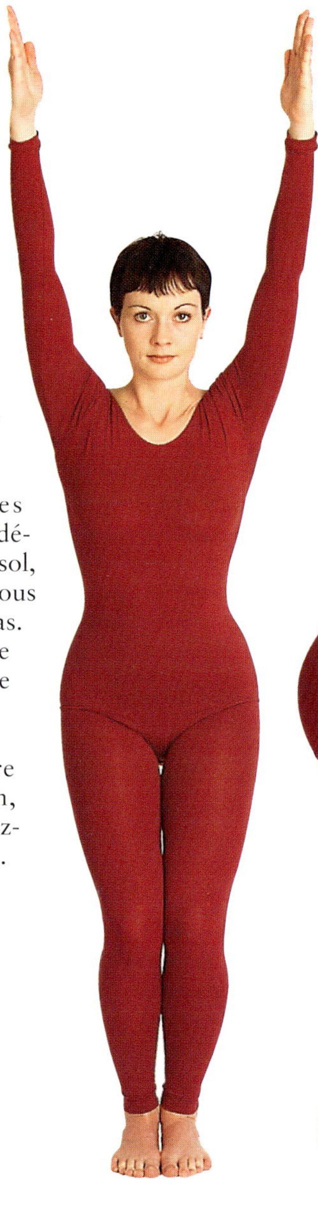

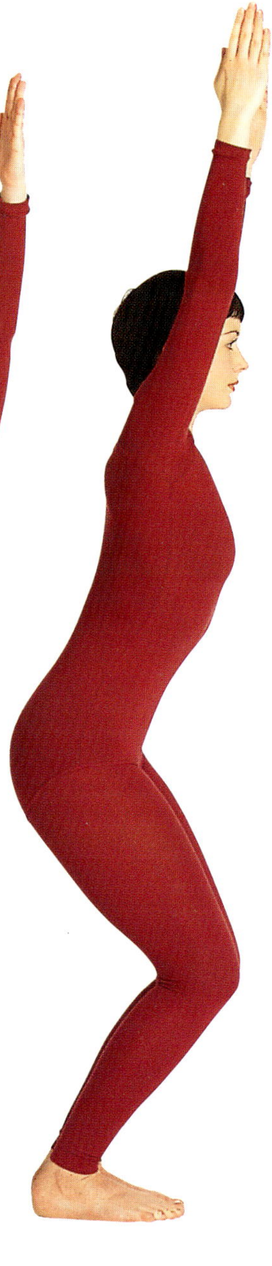

2 Tendez les bras et levez-les au-dessus de la tête, paume contre paume.

3 Expirez et pliez les jambes à demi. Ne décollez pas les talons du sol, regardez droit devant vous et étirez fortement les bras. Retenez le plus possible en arrière le buste et le bassin.

4 Conservez la posture 20 secondes environ, puis inspirez et redressez-vous en baissant les bras.

POSTURES ASSISES

2

POSTURES ASSISES

Les postures en position assise permettent d'étirer et de renforcer les muscles tout aussi efficacement que le font les postures debout, quoique moins vigoureusement. Ces exercices procurent pour la plupart une détente physique et nerveuse. Certains réclament concentration et précision, d'autres exigent de la pratique. Plusieurs de ces postures assouplissent jambes et colonne vertébrale, et devront être adaptées si vous souffrez du dos ou des jambes. En cas de douleur, interrompez immédiatement l'exercice.

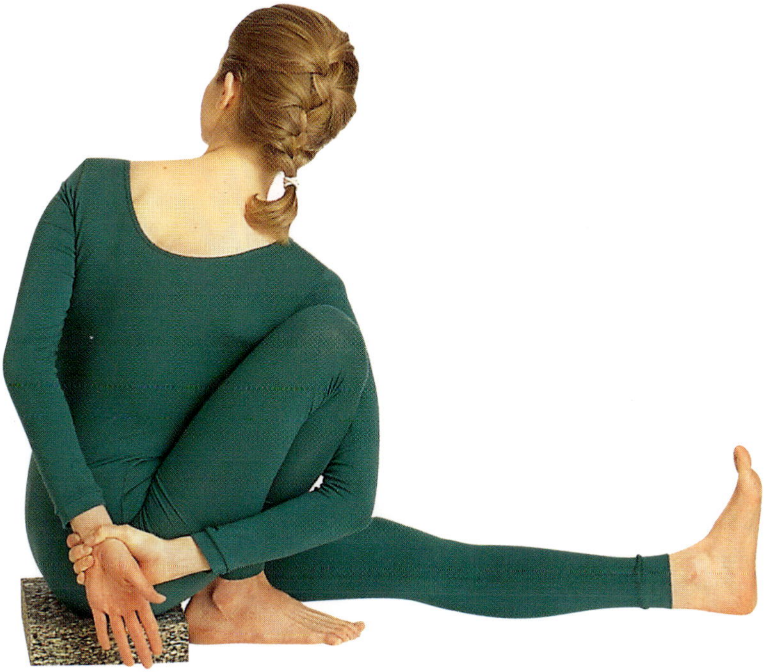

2

BÂTON

Le bâton – *danda* en sanskrit – est un symbole de protection, de force, de rectitude et d'autorité. Dans *Dandasana*, c'est la colonne vertébrale qui constitue le bâton. Cette posture simple constitue la base des exercices assis, qui musclent le dos et font travailler les jambes.

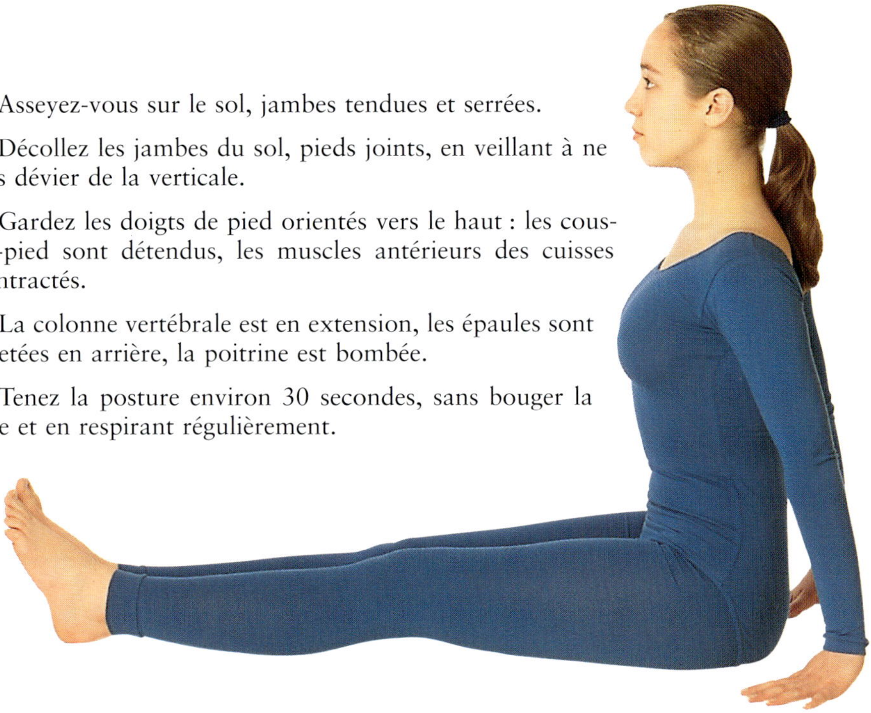

- Asseyez-vous sur le sol, jambes tendues et serrées.
- Décollez les jambes du sol, pieds joints, en veillant à ne pas dévier de la verticale.
- Gardez les doigts de pied orientés vers le haut : les cous-de-pied sont détendus, les muscles antérieurs des cuisses contractés.
- La colonne vertébrale est en extension, les épaules sont rejetées en arrière, la poitrine est bombée.
- Tenez la posture environ 30 secondes, sans bouger la tête et en respirant régulièrement.

AVEC APPUI

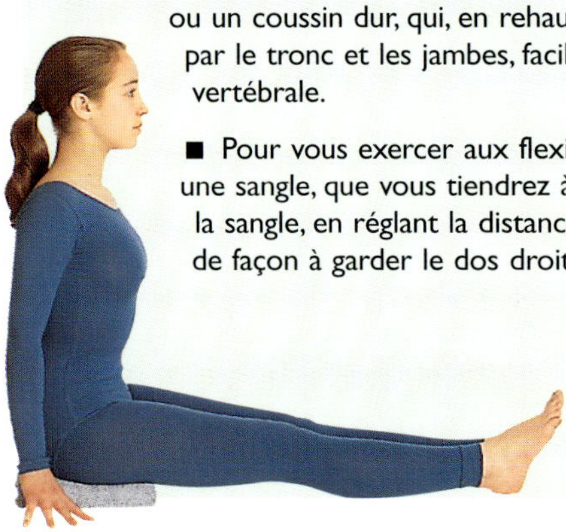

- En cas de raideur dorsolombaire, asseyez-vous sur une couverture pliée, ou un coussin dur, qui, en rehaussant les hanches, ouvrira l'angle formé par le tronc et les jambes, facilitant ainsi l'étirement de la colonne vertébrale.
- Pour vous exercer aux flexions avant, passez derrière vos pieds une sangle, que vous tiendrez à deux mains. Bras tendus, tirez sur la sangle, en réglant la distance séparant les pieds des mains, de façon à garder le dos droit.

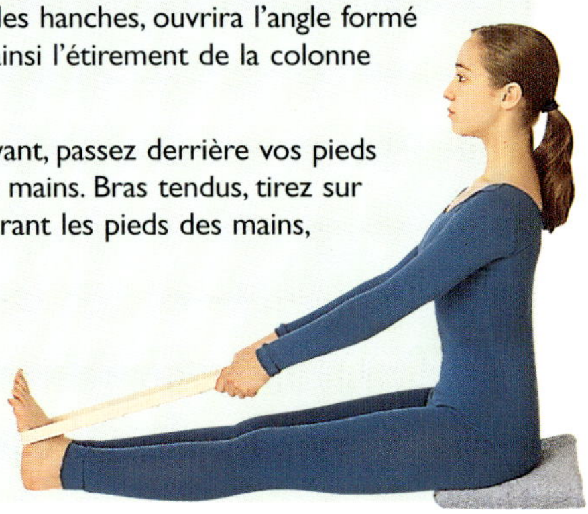

TÊTE DE VACHE

Gomukhasana mobilise efficacement les articulations des épaules et étire le buste. Dans la posture complète, les jambes sont croisées, mais l'exercice est aussi efficace si le mouvement des bras est exécuté debout, assis en Héros (p. 38), en Posture facile (p. 40), ou, comme ici, à genoux.

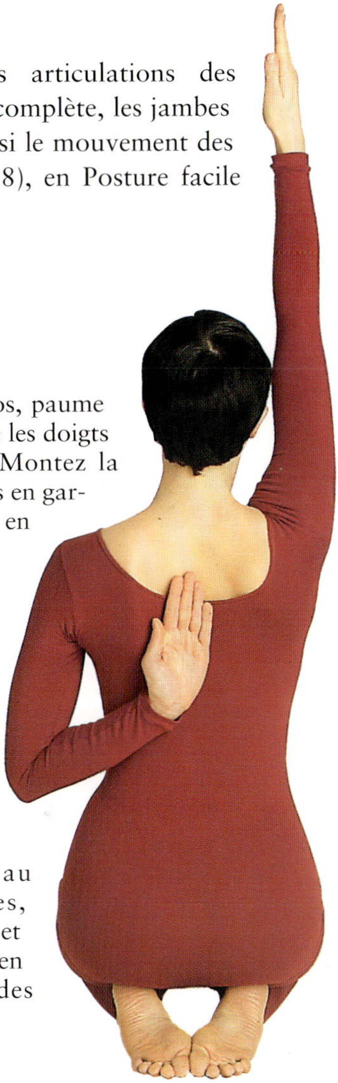

1 Dos droit, glissez le bras gauche derrière le dos, paume vers l'extérieur, en pliant le coude de façon que les doigts pointent vers le haut. Montez la main entre les omoplates en gardant les épaules rejetées en arrière.

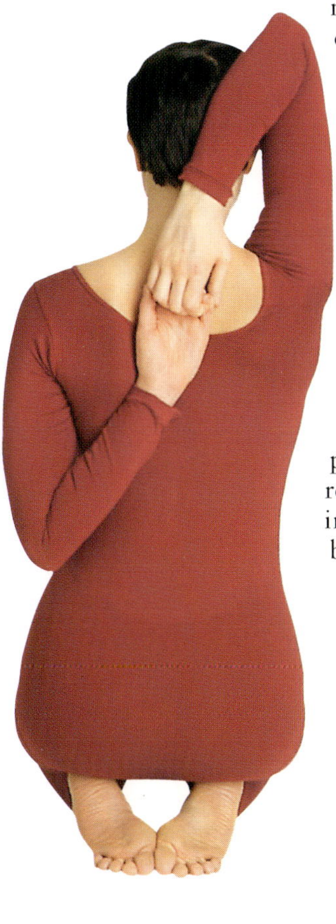

2 Levez le bras droit, pliez le coude pour saisir la main gauche. Le coude pointe à la verticale, les épaules sont dans le même axe.

3 Tenez la posture au moins 30 secondes, puis dénouez les mains et recommencez l'exercice en inversant la position des bras.

CONSEILS

- Si vous ne réussissez pas à joindre les mains, aidez-vous d'une écharpe ou d'une ceinture pour faire le lien.
- Dès que vos doigts peuvent s'agripper, efforcez-vous de saisir la main de plus en plus bas.

HÉROS

Virasana procure une sérénité propice à la respiration et à la méditation. La posture tire son nom du terme *vira*, qui désigne « le héros », c'est-à-dire celui qui se tient prêt à mobiliser son énergie pour passer à l'action. La position assise sur les talons qu'elle implique, et qui permet de garder le dos droit, muscles dorsaux et abdominaux détendus, est confortable pour le plus grand nombre ; ceux pour qui elle est douloureuse utiliseront un support ou demanderont conseil à leur professeur.

VERSION FACILE : ASSIS(E) SUR LES TALONS

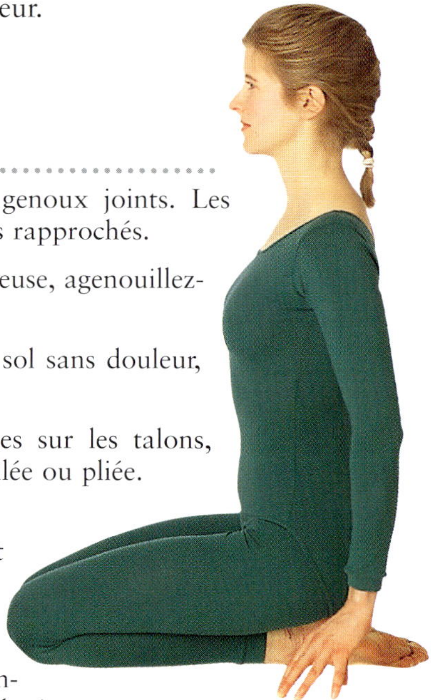

1 Agenouillez-vous, assis(e) sur les talons, genoux joints. Les pieds sont côte à côte, talons et gros orteils rapprochés.

- Si la pression sur le cou-de-pied est douloureuse, agenouillez-vous sur une couverture.
- Si l'avant de la cheville ne peut toucher le sol sans douleur, recouvrez-le d'une couverture roulée.
- Si vous ne pouvez poser les fesses sur les talons, asseyez-vous sur une couverture roulée ou pliée.

2 Redressez-vous en répartissant uniformément votre poids sur les deux côtés. Étirez le dos, épaules en arrière, mains posées sur le sol pour vous aider. Vous ne devez pencher ni à droite ni à gauche, et veiller à ne pas voûter le dos. Tenez la posture 1 à 2 minutes.

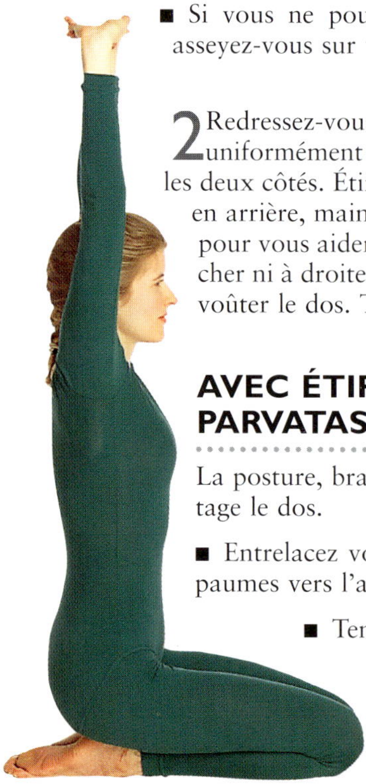

AVEC ÉTIREMENT DES BRAS : PARVATASANA

La posture, bras levés, est plus difficile, mais permet d'étirer davantage le dos.

- Entrelacez vos doigts et retournez les mains, pouces vers le bas, paumes vers l'avant.
- Tendez les bras au maximum au-dessus de la tête, sans pousser le buste en avant. Gardez la pose quelques secondes, puis baissez les bras. Refaites le mouvement en croisant les mains, pouces vers le haut, à l'inverse du geste précédent.

AVEC FLEXION AVANT

Utilisez le Héros comme position de départ. La variante flexion avant est une posture relaxante qui étire le dos en douceur.

■ Écartez légèrement les genoux et posez les bras sur le sol, loin devant vous.

■ Étirez bras et buste sans soulever le bassin, en posant si possible la tête sur le sol ; à défaut, posez-la sur vos bras pliés ou bien sur des couvertures.

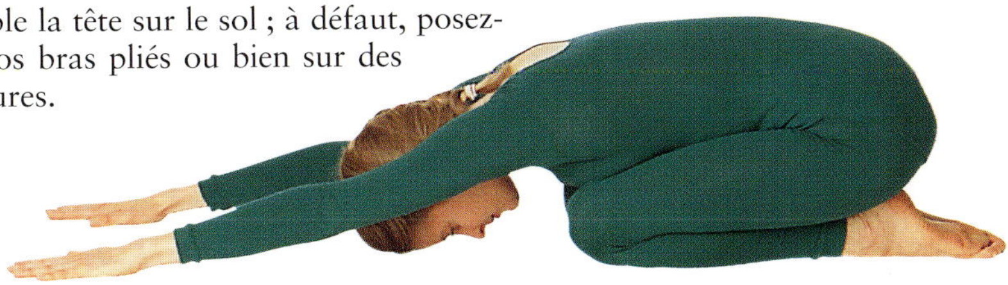

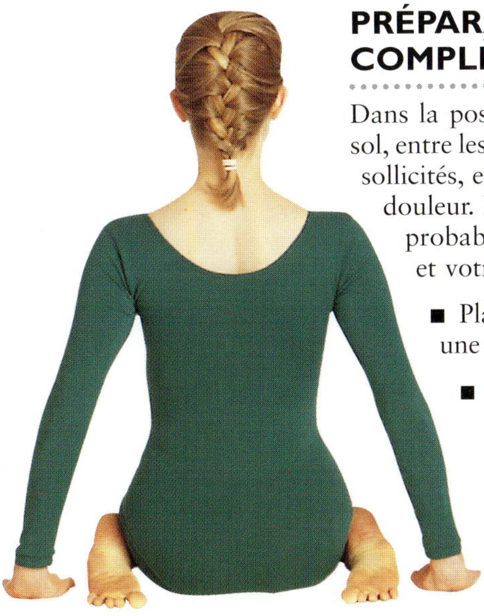

PRÉPARATION DE LA POSTURE COMPLÈTE

Dans la posture complète, les fesses reposent sur le sol, entre les pieds. Les genoux étant particulièrement sollicités, elle n'est à tenter qu'en l'absence de toute douleur. De toute manière, au début, vous devrez probablement poser une couverture entre le sol et votre postérieur pour surélever ce dernier.

■ Placez entre vos pieds un petit coussin ou une couverture parfaitement pliée.

■ Agenouillez-vous, orteils vers l'arrière, cous-de-pied sur le sol. Efforcez-vous de mettre tous les orteils en contact avec le sol.

■ Asseyez-vous sur le coussin et étirez le dos. Dans cette position comme dans la posture complète, tendez les bras et effectuez une flexion avant.

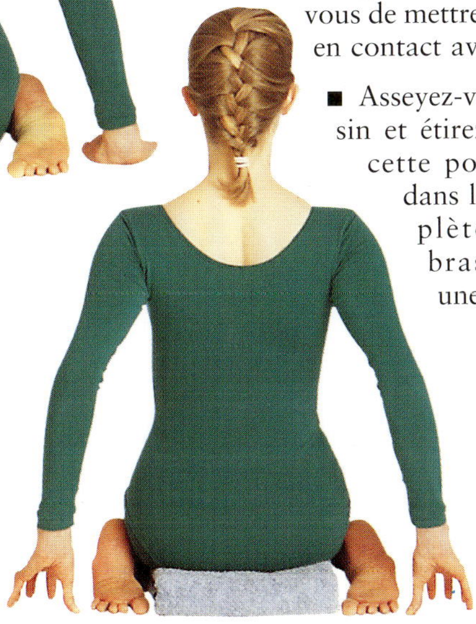

Attention

L'articulation du genou est fragile, et vous ne devez négliger aucune douleur à ce niveau.

POSTURE FACILE

Position assise bien connue, dite « en tailleur », *Sukhasana* tire son nom du terme *sukha*, qui signifie « aisé » ou « agréable ». Il vous sera effectivement agréable de pouvoir revenir à cette posture chaque fois que vous serez découragé(e) par la difficulté de certaines positions. Cela vous rappellera que si le chemin vers la perfection est long et pénible, il comporte aussi des aires de repos et de détente. Vous pouvez adopter la Posture facile pour vos exercices de respiration et de méditation.

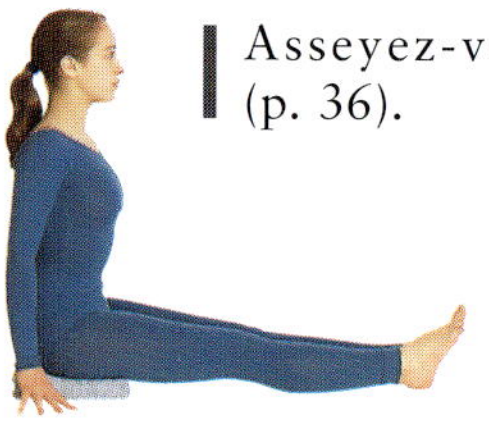

1 Asseyez-vous en position de Bâton (p. 36).

2 Croisez les jambes en tailleur (les genoux ne touchent pas le sol).

3 Placez les mains de part et d'autre du corps, de façon à redresser le dos. Votre poids doit être également réparti sur les fesses, les épaules sont droites, détendues, la poitrine est bombée. Vous pouvez poser les mains sur les genoux.

4 Gardez la pose environ 1 minute, puis inversez le croisement des jambes et reprenez la position.

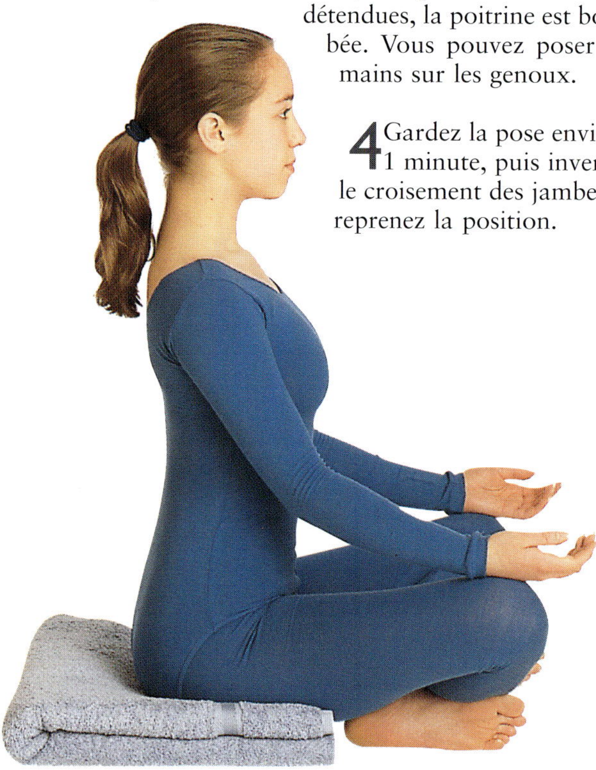

CONSEILS

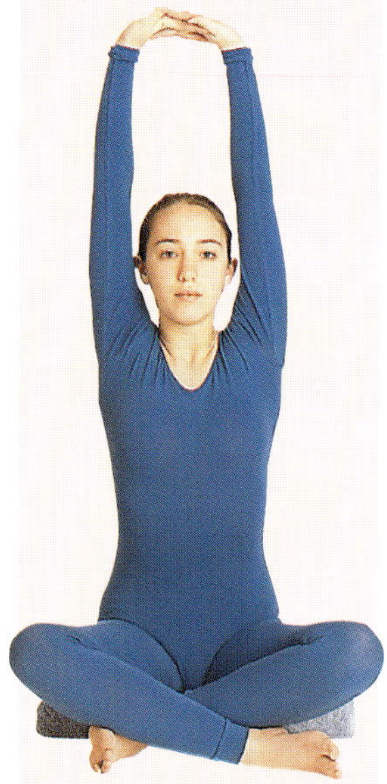

- Si vous souffrez de coxarthrose, vous avez peut-être du mal à étirer le buste. Dans ce cas, asseyez-vous sur une couverture pliée.
- L'étirement sera plus complet si vous levez les bras au-dessus de la tête.

2

ANGLE TENU

Parfois appelée « Papillon » dans sa première phase, cette posture contribue à résoudre les problèmes urinaires et gynécologiques ; elle est également propice à la méditation. Son nom de *Baddha Konasana* la décrit bien, puisque *baddha* signifie « tenu », et *kona* « angle ». Il évoque la notion philosophique selon laquelle nous sommes limités de par notre mortalité même, nos échecs et les événements de notre histoire personnelle. Le yoga n'est pas qu'un ensemble d'exercices de gymnastique, c'est aussi une philosophie.

1 Faites le « papillon » en ramenant vos plantes de pied l'une contre l'autre et en rapprochant le plus possible les talons du corps.

2 Saisissez vos orteils, redressez le dos et poussez vos genoux vers le sol. Même s'ils ne touchent pas le sol, ils doivent former une ligne droite.

3 Gardez la posture 1 minute au minimum.

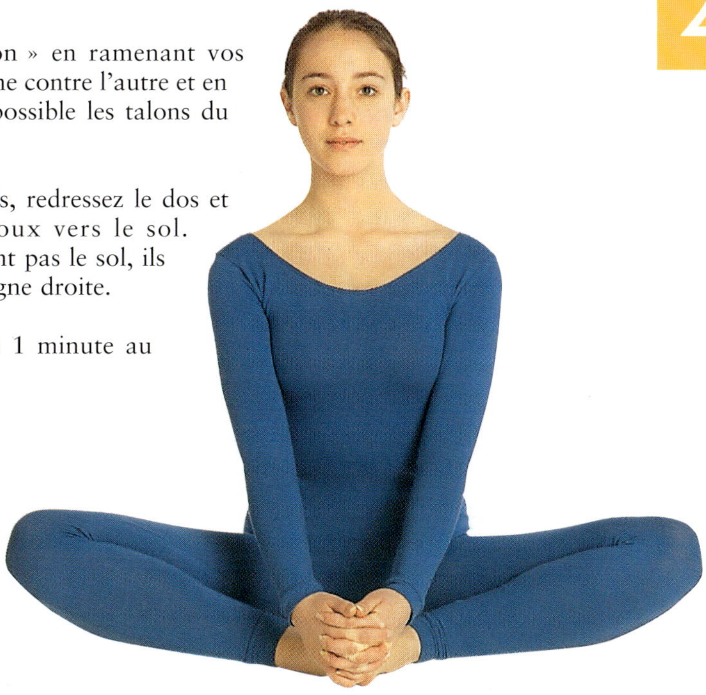

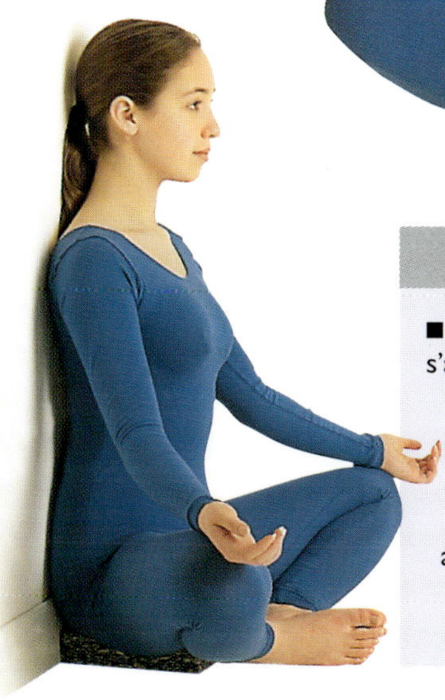

AVEC APPUI

- Il est plus facile de garder le dos droit si l'on s'assied sur une couverture pliée ou un coussin, ce qui ménage les hanches, mais peut-être devrez-vous poser les mains sur le sol, pour ne pas perdre l'équilibre.
- Vous garderez plus longtemps la posture, appuyé(e) contre un mur.

TÊTE SUR GENOU

Il s'agit d'une flexion avant, qui amène la tête sur le genou ou au-delà. Son nom de *Janusirsasana* associe des termes signifiant respectivement « genou » et « tête » ; le *Ja* de *Janu* a en outre le sens de « création ». La tête étant considérée comme le siège de la sagesse, la posture favorise symboliquement l'accès à la sagesse essentielle.

2

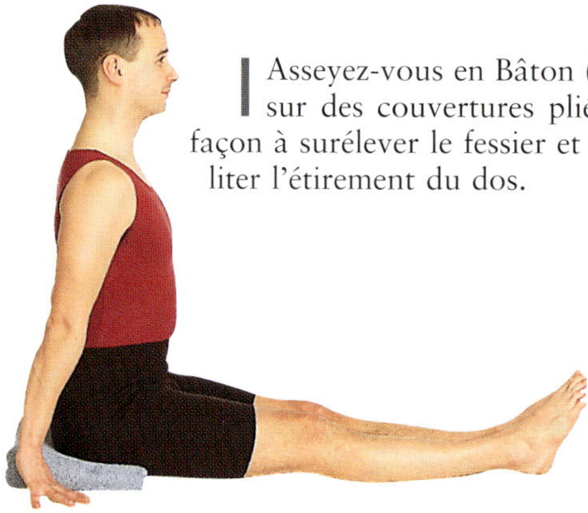

1 Asseyez-vous en Bâton (p. 36) sur des couvertures pliées, de façon à surélever le fessier et à faciliter l'étirement du dos.

Attention

- Comme dans toute flexion du buste ou des jambes, ne forcez surtout pas.
- En cas de douleurs lombaires, placez-vous sur des couvertures pliées et aidez-vous d'une ceinture.
- En cas de douleur dans le genou plié, glissez dessous un petit coussin et, au besoin, demandez conseil à un spécialiste.

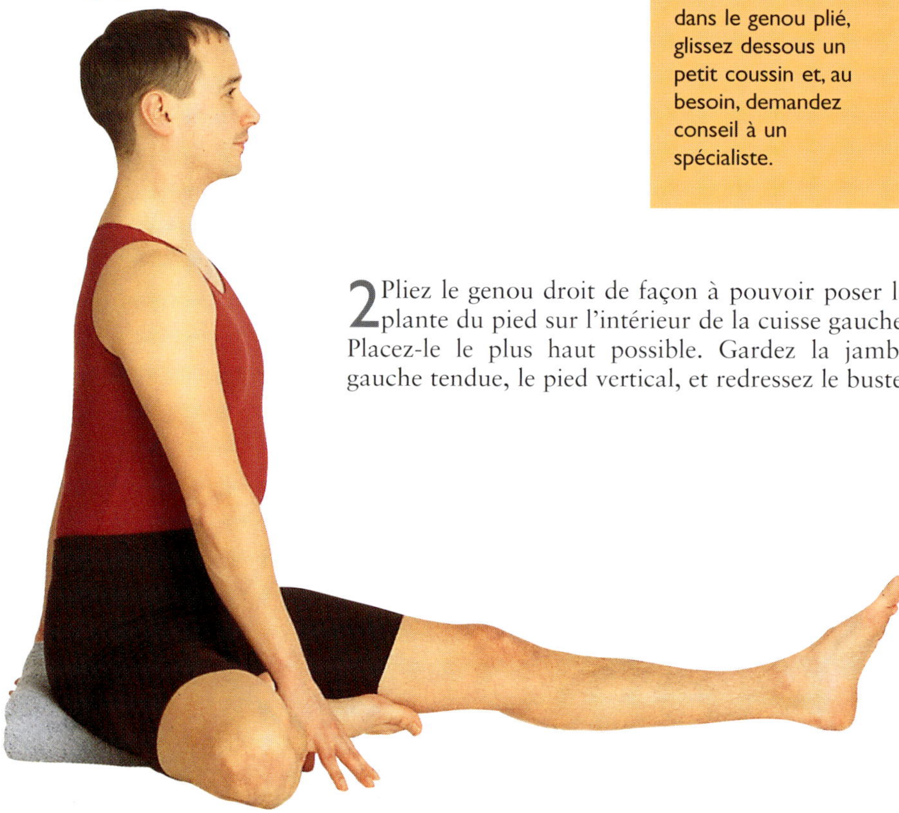

2 Pliez le genou droit de façon à pouvoir poser la plante du pied sur l'intérieur de la cuisse gauche. Placez-le le plus haut possible. Gardez la jambe gauche tendue, le pied vertical, et redressez le buste.

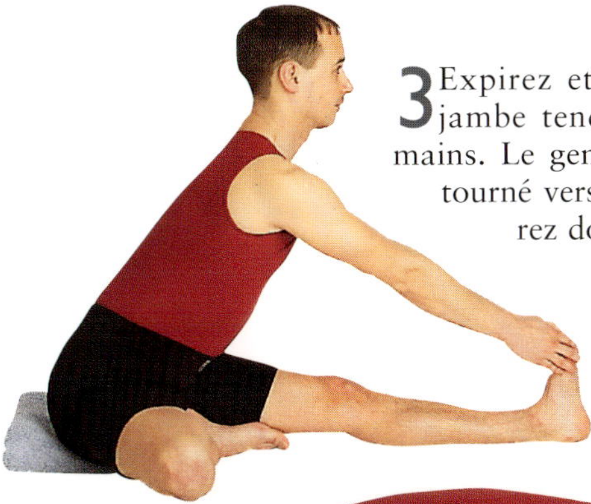

3 Expirez et penchez-vous lentement sur la jambe tendue en attrapant le pied à deux mains. Le genou reste collé au sol, et le buste tourné vers la jambe gauche. Tête droite, étirez doucement votre colonne vertébrale.

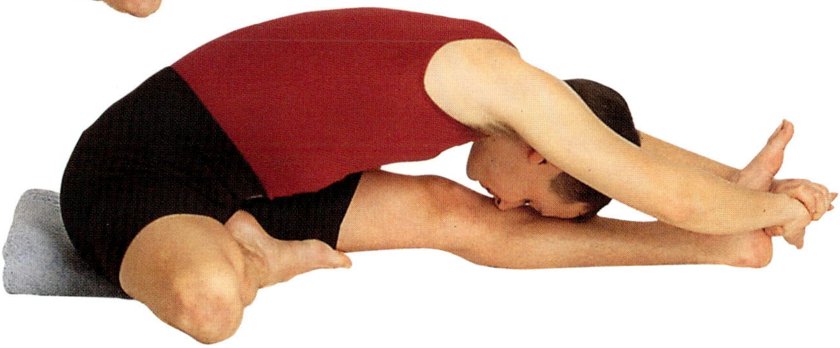

4 Reprenez votre souffle, puis expirez en essayant de poser la tête sur votre genou. Si vous y parvenez, passez les mains derrière le pied et croisez-les. Les épaules doivent être à la même hauteur, pour permettre un étirement correct des vertèbres.

5 Gardez la posture environ 1 minute en respirant calmement, puis lâchez votre pied et redressez-vous dans l'inspiration. Faites l'exercice de l'autre côté.

AVEC APPUI

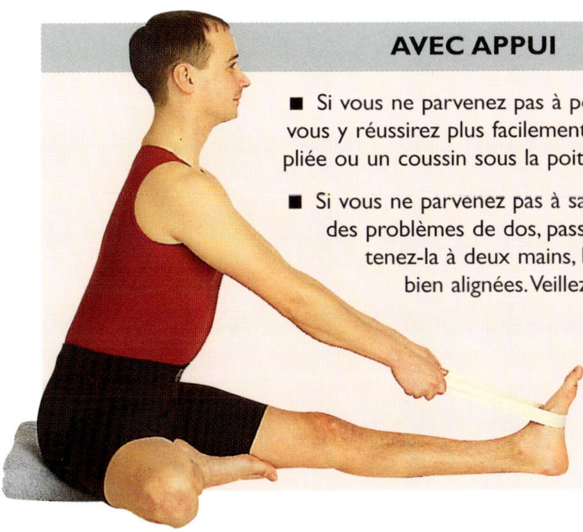

- Si vous ne parvenez pas à poser la tête sur votre jambe, vous y réussirez plus facilement en glissant une couverture pliée ou un coussin sous la poitrine.
- Si vous ne parvenez pas à saisir votre pied, ou si vous avez des problèmes de dos, passez une ceinture sous le pied et tenez-la à deux mains, bras tendus, dos droit, épaules bien alignées. Veillez à bien tendre la jambe.

FLEXION AVANT SUR LA JAMBE

Il s'agit d'une posture efficace contre l'affaissement de la voûte plantaire, car c'est le pied qui est mobilisé pour garder l'équilibre. Comme toute flexion avant, elle est réputée stimuler les organes abdominaux. Son nom de *Triang Mukhaikapada Pascimottanasana* fait référence aux diverses parties du corps sollicitées. Attention à ne pas trop forcer si vous avez les genoux fragiles.

1 Asseyez-vous en posture du Bâton (p. 36).

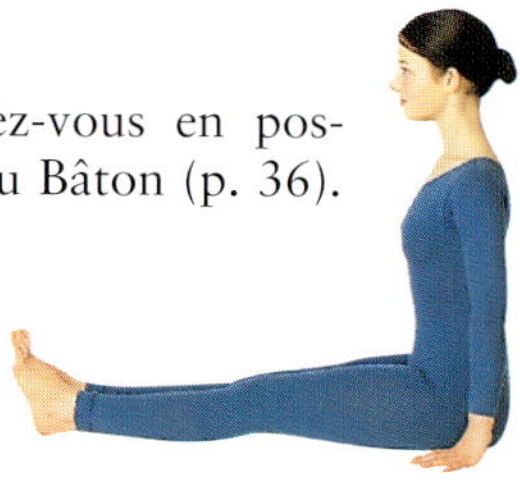

2 Pliez le genou gauche et tournez-le de façon à poser le pied contre l'extérieur de la cuisse. La jambe droite reste tendue, les genoux sont serrés. Étirez le buste sans bouger les hanches.

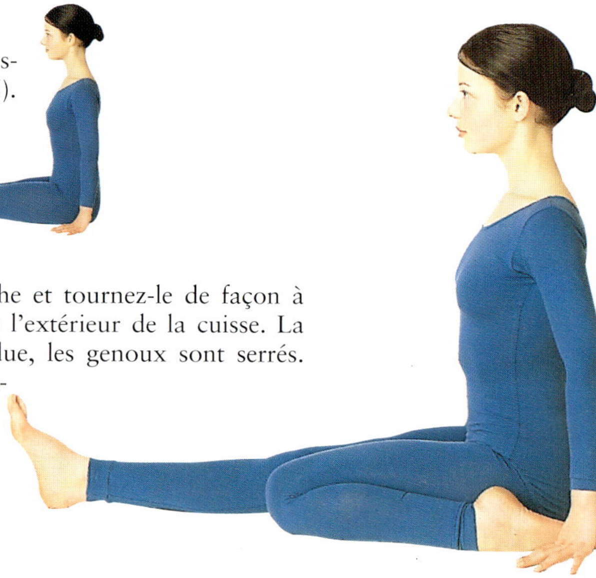

3 Expirez et penchez-vous en avant en saisissant le pied droit – tête droite et dos étiré. Gardez la posture pendant quelques respirations, en veillant à ne pas pencher à droite.

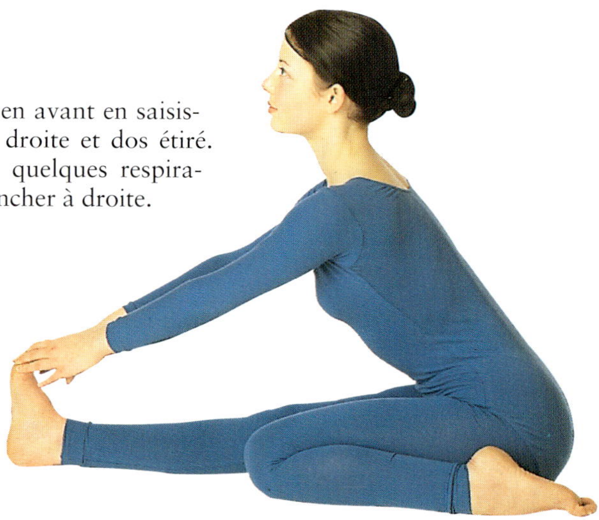

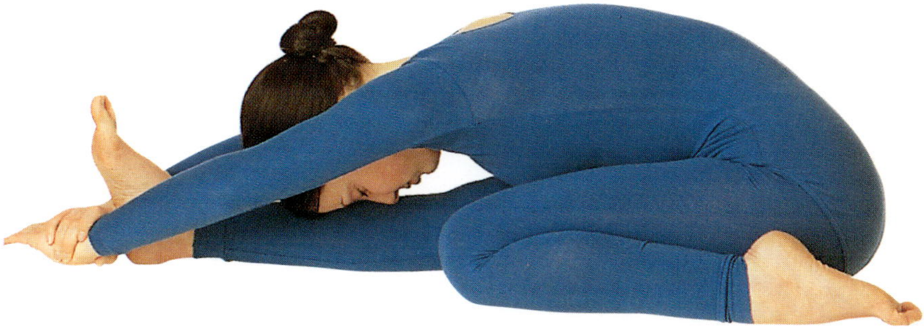

4 Reprenez votre souffle et essayez de poser la tête sur votre tibia. Vous réussirez peut-être à joindre vos mains glissées derrière le pied. Si vous le pouvez sans forcer, pliez les coudes.

5 Tenez la posture environ 30 secondes, en respirant régulièrement, puis redressez-vous et changez de côté.

AVEC APPUI

■ L'exercice est plus relaxant si l'on pose la tête sur une serviette ou une couverture roulées.

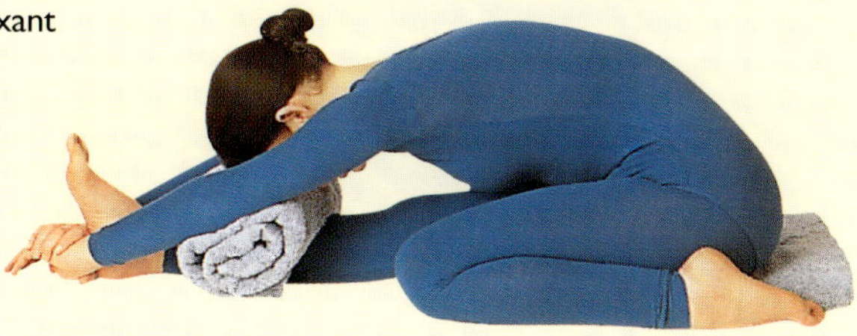

■ Comme dans de nombreuses postures en position assise, la colonne s'étire mieux si l'on est assis sur des couvertures. Ici, elles auront également pour effet de soulager le genou plié et de maintenir le bassin en place.

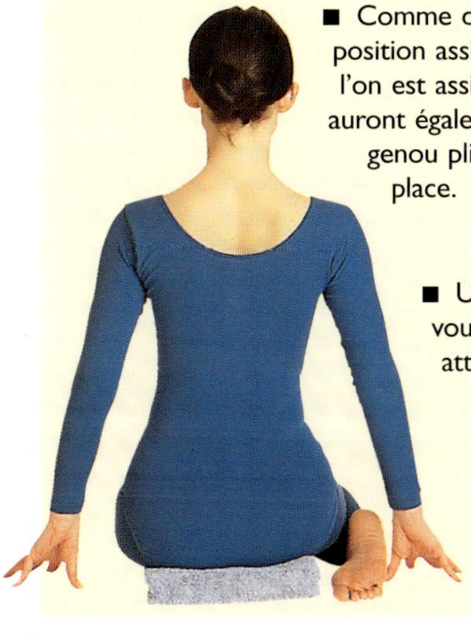

■ Utilisez une ceinture si vous ne réussissez pas à attraper votre pied.

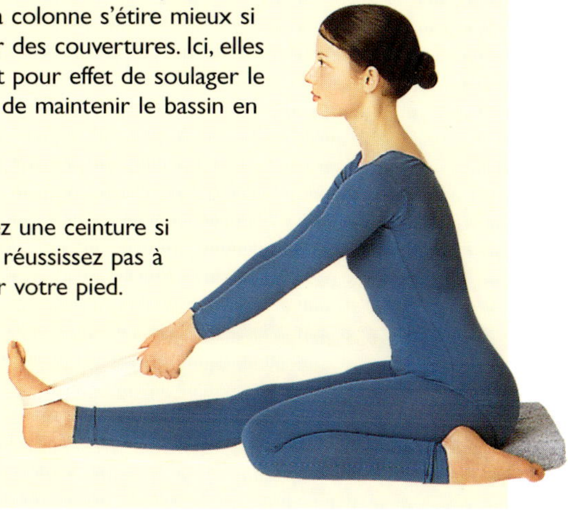

GUIRLANDE

Dans la posture complète, vous vous accroupissez, pieds joints, et vous écartez les genoux pour aller poser la tête sur le sol, bras tendus devant vous. Les bras se rabattent ensuite, passent sous les mollets, puis remontent jusqu'à ce que les mains puissent se joindre dans le dos. C'est à ce mouvement sinueux que la posture doit son nom sanskrit de *Malasana – mala* signifiant effectivement « guirlande », et désignant également le rosaire à cent huit grains qui est utilisé comme support de la méditation. La posture complète est difficile à réaliser, mais l'exercice préparatoire proposé ici est en lui-même bénéfique : il assouplit les hanches et les chevilles, et peut soulager les crampes mentruelles. N'insistez pas si la posture provoque chez vous des douleurs dans les genoux.

1 Accroupissez-vous en joignant les pieds. Vous ne devez pas soulever les fesses, de façon que mollets et cuisses soient parfaitement accolés. Les talons restent plaqués au sol.

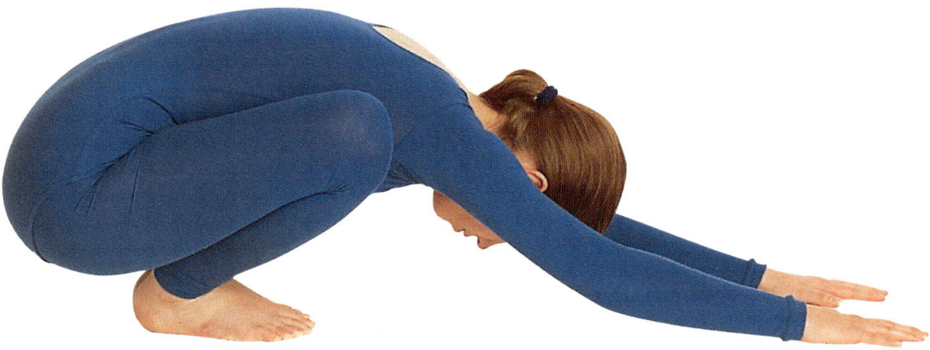

2 Écartez les genoux et penchez le buste entre les cuisses. Tendez les bras en avant et descendez lentement la tête vers le sol. Vous pouvez glisser les bras sous les mollets pour attraper l'arrière des chevilles.

3 Gardez la pose 1 minute, puis redressez la tête et asseyez-vous ou mettez-vous en position debout.

Attention

Si vous vous redressez trop rapidement en fin d'exercice, vous risquez d'éprouver une sensation de vertige. Si cela vous est déjà arrivé précédemment en fin de posture, passez par la position assise avant de vous relever.

AVEC APPUI

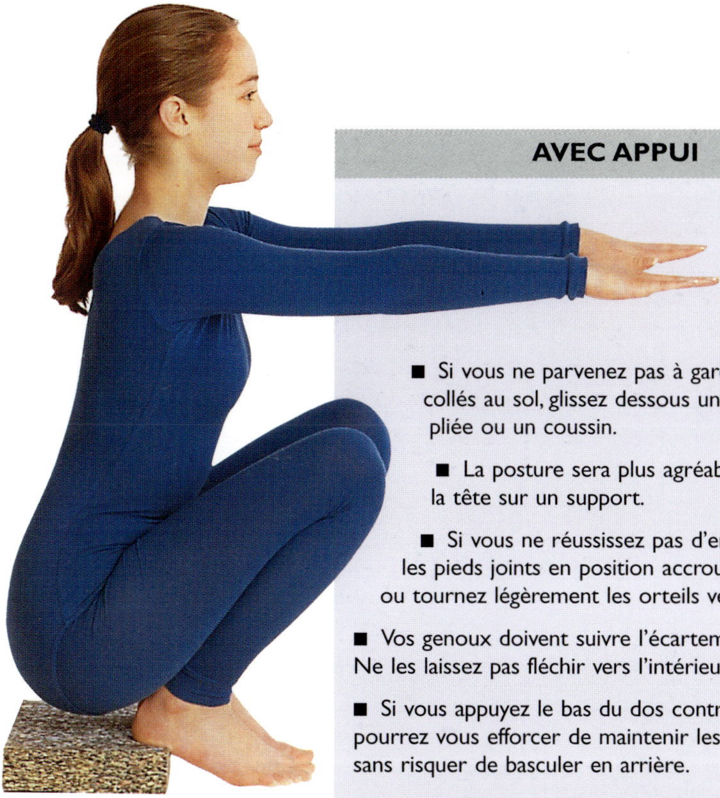

■ Si vous ne parvenez pas à garder les talons collés au sol, glissez dessous une couverture pliée ou un coussin.

■ La posture sera plus agréable si vous posez la tête sur un support.

■ Si vous ne réussissez pas d'emblée à garder les pieds joints en position accroupie, écartez-les, ou tournez légèrement les orteils vers l'extérieur.

■ Vos genoux doivent suivre l'écartement des pieds. Ne les laissez pas fléchir vers l'intérieur.

■ Si vous appuyez le bas du dos contre un mur, vous pourrez vous efforcer de maintenir les talons au sol sans risquer de basculer en arrière.

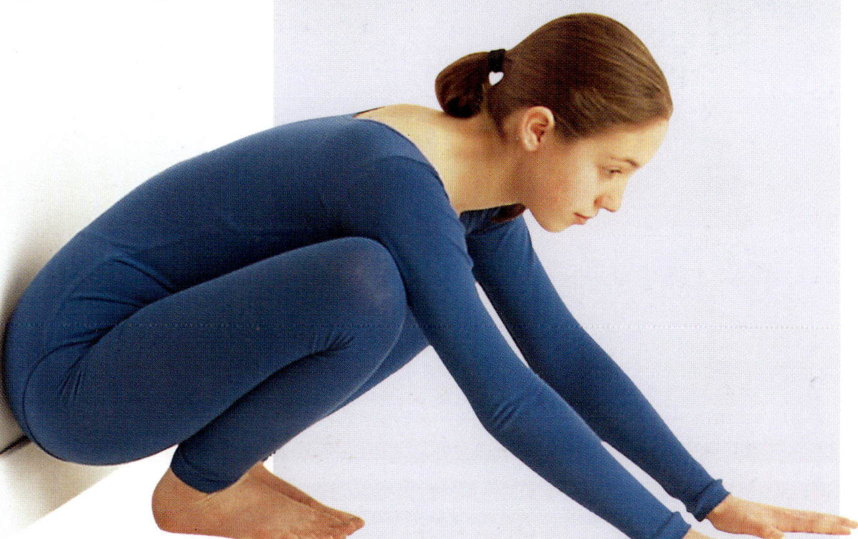

POSTURE DE MARICY I

Cette posture doit son nom sanskrit de *Maricyasana* à celui de Maricy, l'un des sept sages de la mythologie indienne. Elle comporte deux phases : une torsion du tronc, qui assouplit les hanches et les épaules, suivie d'une flexion avant, qui tonifie les organes abdominaux et participe de la préparation à la posture de l'Étirement de l'ouest (p. 50).

1 Asseyez-vous en posture du Bâton (p. 36), de préférence sur des couvertures pliées ou un coussin.

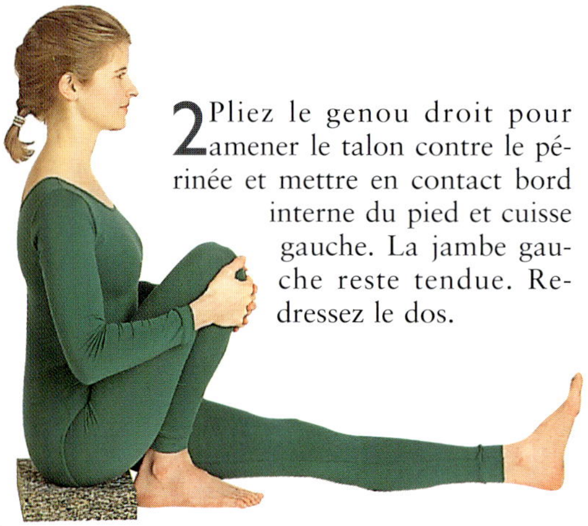

2 Pliez le genou droit pour amener le talon contre le périnée et mettre en contact bord interne du pied et cuisse gauche. La jambe gauche reste tendue. Redressez le dos.

3 Tournez le tronc à gauche, en plaçant la main gauche derrière vous et la droite contre la face interne du genou droit, pour faciliter le mouvement.

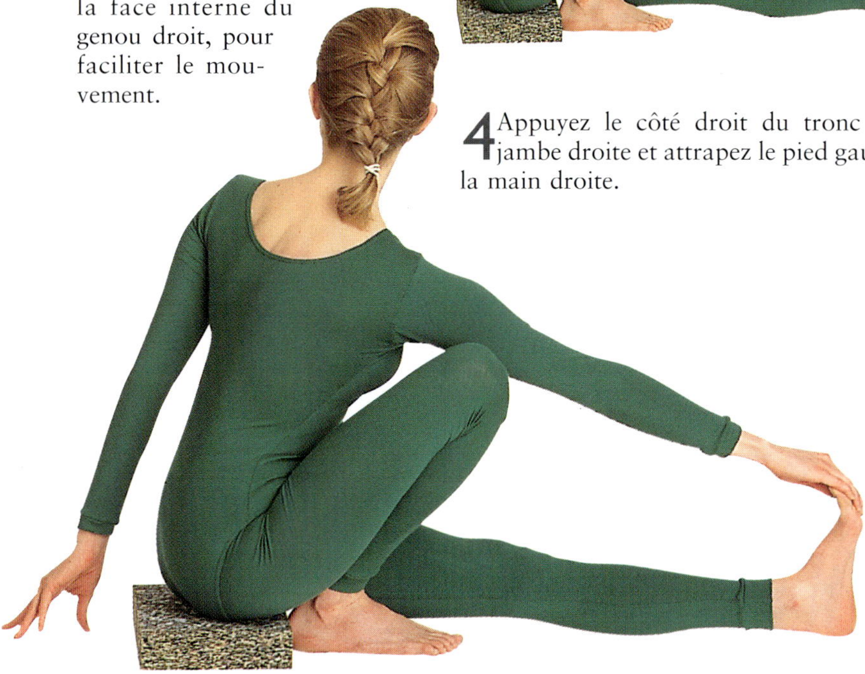

4 Appuyez le côté droit du tronc sur la jambe droite et attrapez le pied gauche de la main droite.

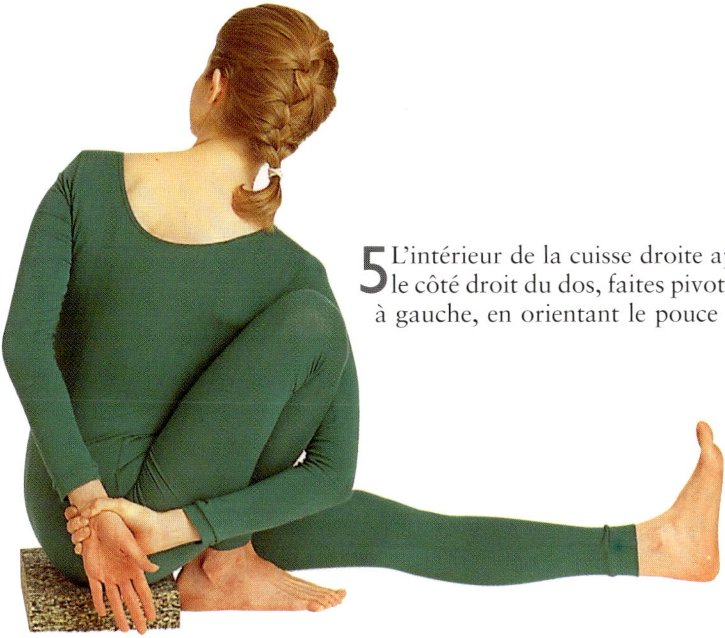

5 L'intérieur de la cuisse droite appliqué contre le côté droit du dos, faites pivoter le bras droit à gauche, en orientant le pouce vers le bas.

2

6 Ramenez le bras droit derrière la jambe pliée et saisissez si possible le poignet gauche (à défaut, utilisez une ceinture pour opérer la liaison), complétant ainsi la torsion. Le buste doit rester en extension.

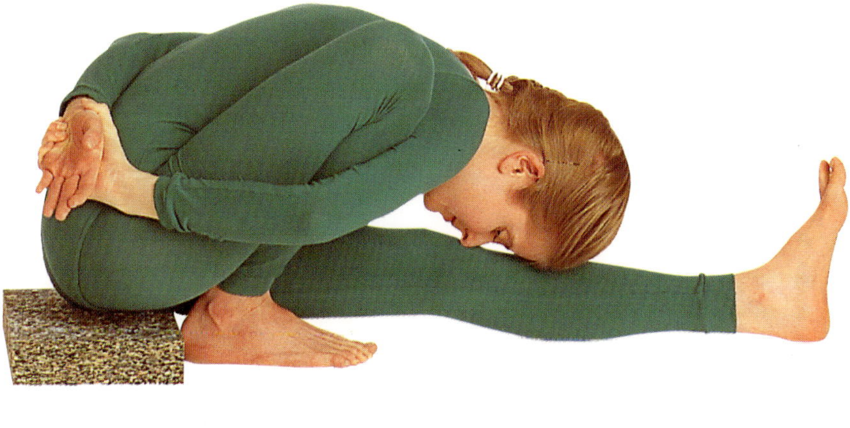

7 Mains jointes, penchez le buste sur la jambe tendue. Expirez et posez la tête le plus bas possible sur le tibia. Le côté gauche du buste doit descendre sur la jambe tendue, de façon que les épaules restent alignées.

8 Tenez la posture de 20 à 30 secondes, puis redressez-vous dans l'inspiration, en dénouant vos mains. Faites l'exercice de l'autre côté.

2

ÉTIREMENT DE L'OUEST

Il s'agit de l'une des postures clés du yoga, dénommée en sanskrit *Pascimottanasana.* Outre qu'elle assouplit les muscles postérieurs des jambes et la colonne vertébrale, elle procure une détente nerveuse appréciable et, surtout, réalise un étirement important de l'ouest *(pascima)*, c'est-à-dire du dos si l'on considère le corps comme un microcosme – le nord représentant la tête, le sud le bas du corps, et l'est l'avant du corps. Le dos est une région du corps que nous ne voyons pas et que nous connaissons donc moins bien, comme notre moi inconscient sur lequel le yoga s'efforce également d'agir.

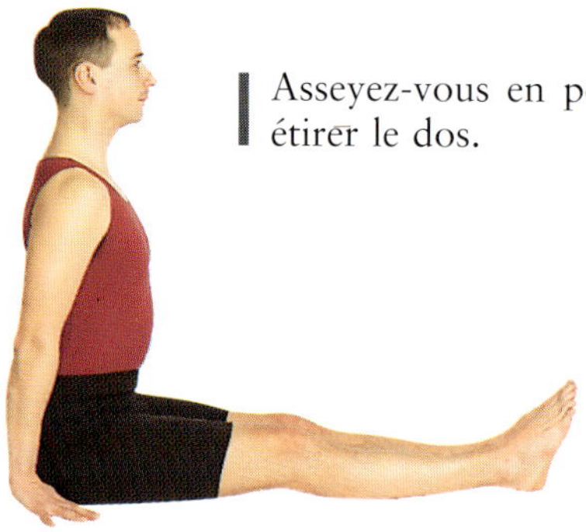

1 Asseyez-vous en posture du Bâton (p. 36), en veillant à bien étirer le dos.

2 Expirez et penchez-vous en avant pour saisir vos pieds, jambes tendues. Redressez la tête et gonflez la poitrine, bras tendus de façon à maintenir le dos plat. Étirez-vous le plus possible dans cette position, sans solliciter la région lombaire.

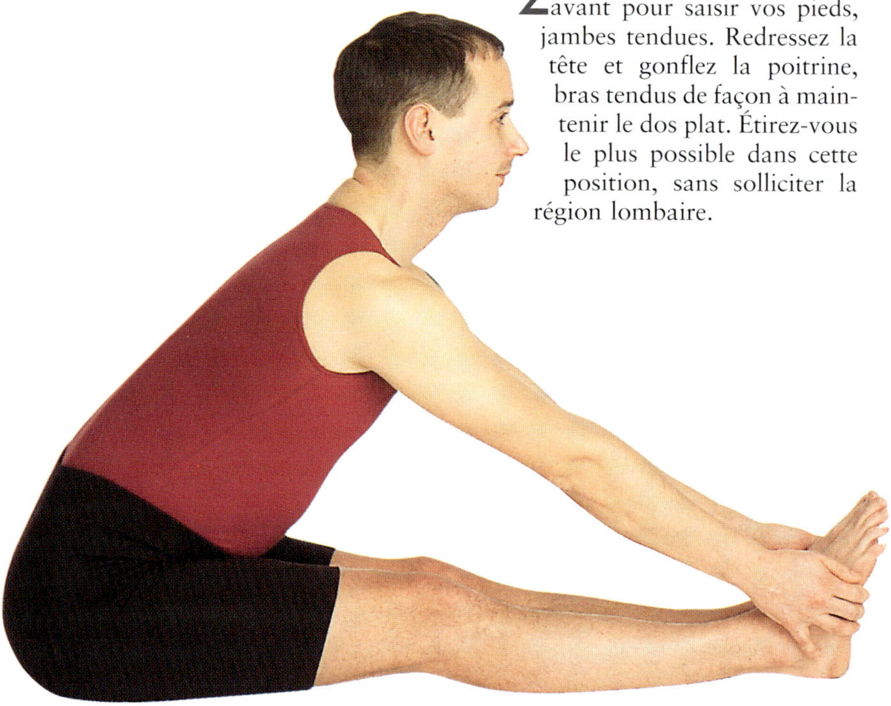

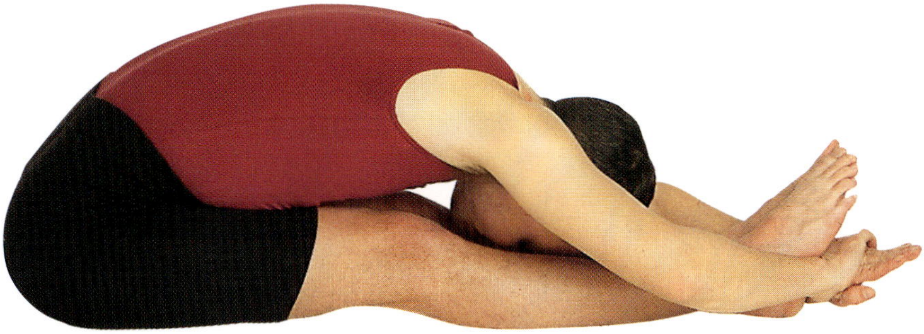

3 Reprenez votre souffle, puis expirez en fléchissant le tronc pour aller poser la tête sur vos jambes et attraper si possible vos mains glissées sous vos pieds. Étirez le buste sans décoller les genoux du sol.

4 Gardez la posture 30 secondes ou plus, en respirant régulièrement pour décontracter les muscles du dos, puis relevez la tête, inspirez et redressez-vous.

AVEC APPUI

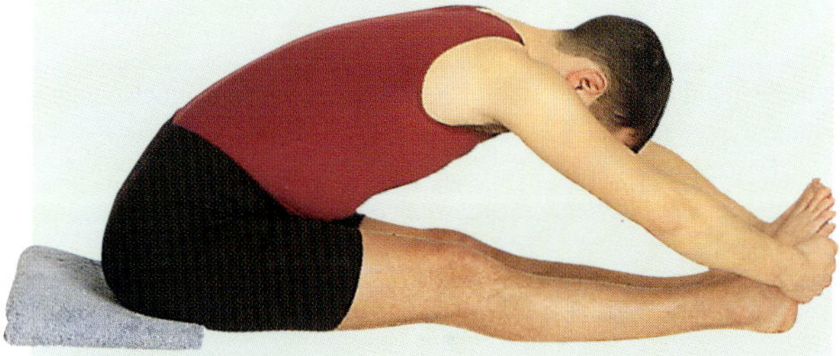

■ En vous asseyant sur une couverture pliée, vous réaliserez plus facilement la posture, surtout en cas de raideur des jambes ou du bas du dos. Placez une couverture supplémentaire si vous avez du mal à étirer la région lombaire. Dans l'étirement du buste, vous devez sentir les côtes flottantes.

■ Au début, il est difficile d'atteindre ses pieds. Le plus important est de garder les jambes tendues. Utilisez une ceinture pour saisir vos pieds.

■ Dans la deuxième étape, au cours de laquelle le buste se penche en avant, l'usage d'une ceinture facilite la mise en place, même si vous parvenez à saisir vos pieds.

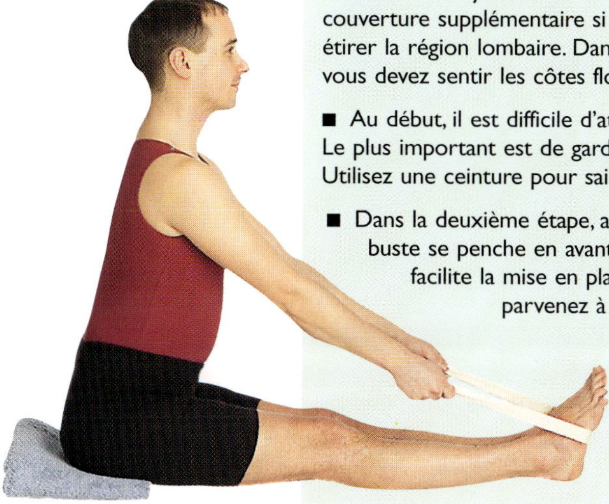

ANGLE ASSIS

Il s'agit d'une posture en position assise avec flexion avant, dans laquelle les jambes sont très largement écartées. Elle étire les tendons d'Achille et peut être efficace en cas de sciatique ou de règles douloureuses. La posture est plus efficace encore si l'on s'assied sur des couvertures pliées. Au plan symbolique, *Upavista Konasana* – nom sanskrit de la posture – désigne l'état qui précède celui de la connaissance absolue ; c'est donc la posture de ceux qui sont proches de la sagesse – une définition appropriée du yogi.

2

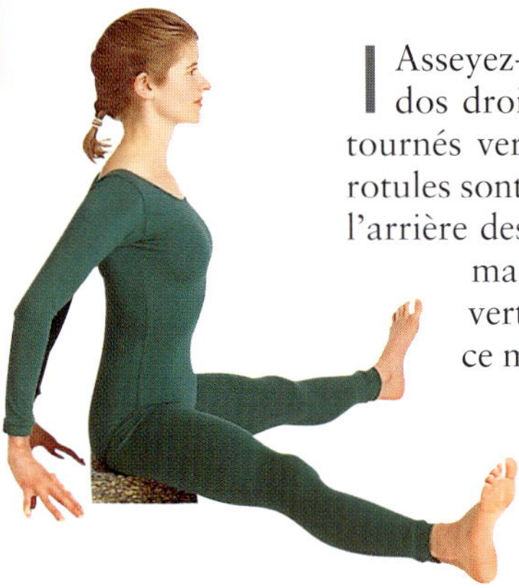

1 Asseyez-vous sur une couverture pliée ou un coussin, le dos droit, les jambes largement écartées. Les orteils sont tournés vers le corps, le talon reposant bien sur le sol. Les rotules sont orientées vers le plafond, les jambes sont tendues, l'arrière des cuisses appuie sur le sol. En appui sur vos deux mains placées derrière le fessier, redressez la colonne vertébrale et bombez la poitrine. Tenu 30 secondes, ce mouvement constitue à lui seul un assouplissement des hanches et des jambes.

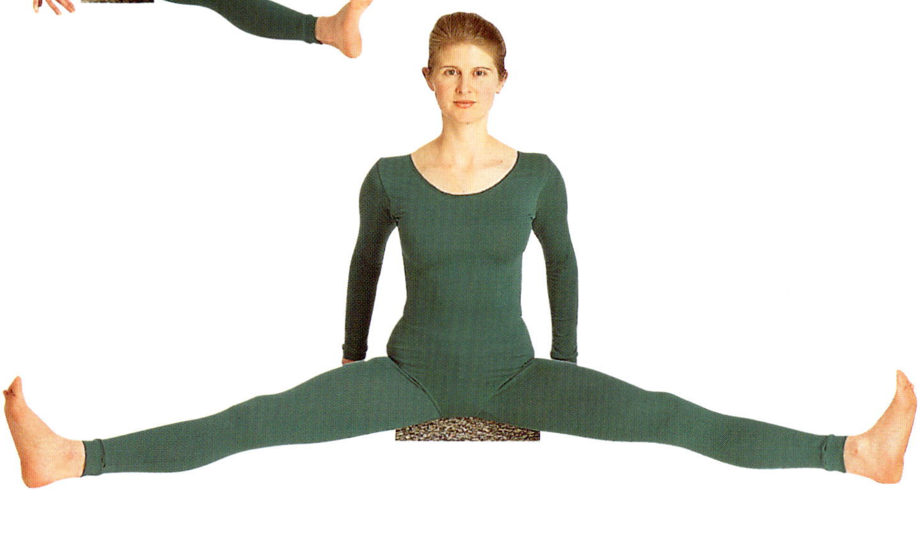

2 La colonne vertébrale toujours en extension, expirez et penchez-vous en avant pour saisir vos orteils. La tête reste droite, mais le dos s'arrondit. Maintenez les jambes tendues. Ici s'arrête le deuxième mouvement de l'exercice : ne poursuivez que si vous avez les cuisses suffisamment souples pour ne pas vous blesser.

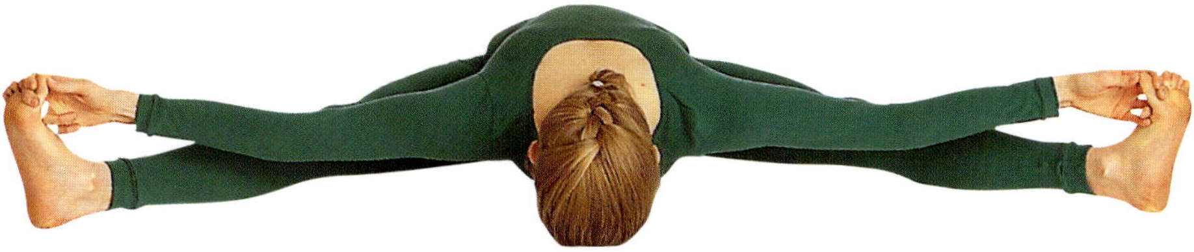

3 Ne poursuivez donc que si vous le pouvez sans forcer. Colonne vertébrale étirée, fessier fermement appliqué au sol, pieds verticaux, penchez-vous en avant. Sans bouger ni plier les jambes, posez la tête sur le sol en expirant ; le buste est en extension, de façon que la poitrine puisse également se poser, le dos est rectiligne.

4 Gardez la posture au moins 30 secondes, en respirant régulièrement, puis relevez la tête, inspirez et redressez-vous lentement en resserrant les jambes.

AVEC APPUI

- Vous garderez plus facilement le dos droit si vous exécutez la première étape de la posture en vous asseyant contre un mur.
- Si vous avez du mal à atteindre vos pieds, aidez-vous d'une ceinture que vous tirerez à deux mains.
- Si vous exécutez complètement la posture, vous la rendrez plus agréable en posant la tête ou le buste sur un petit coussin.

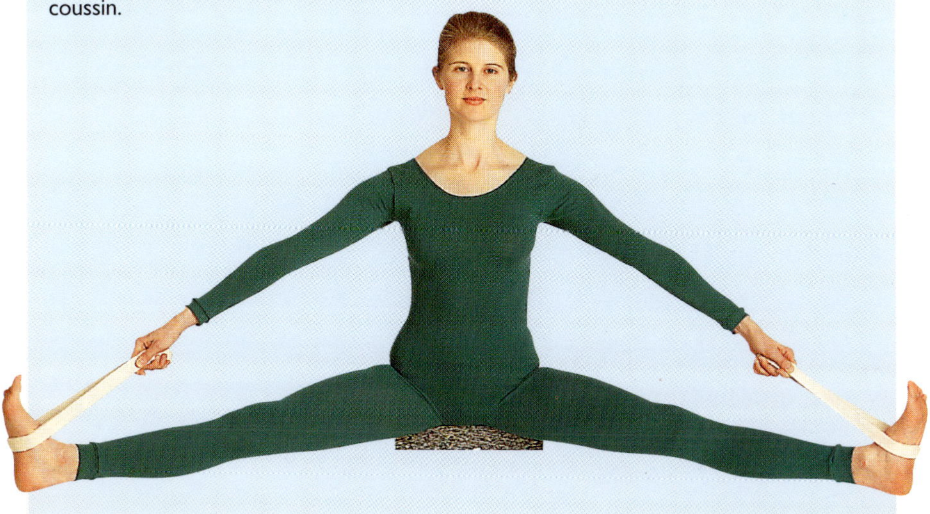

POSTURE DE MARICY III

C'est une posture en torsion que l'on doit également au sage Maricy. La posture complète, en position assise, exige des épaules très mobiles, mais la version préparatoire, en position debout, que nous vous proposons ici, est plus facile à exécuter et particulièrement recommandée en cas de problèmes de dos ; toutes les torsions contribuent d'ailleurs à assouplir le dos et à en renforcer la musculature.

2

EN POSITION DEBOUT

1 Placez-vous debout, de profil (droit) contre un mur, en posture de la Montagne (p. 12), devant une chaise (ou un tabouret).

2 Levez la jambe droite et posez le pied sur la chaise. La jambe d'appui reste tendue, les pieds sont tournés vers l'avant.

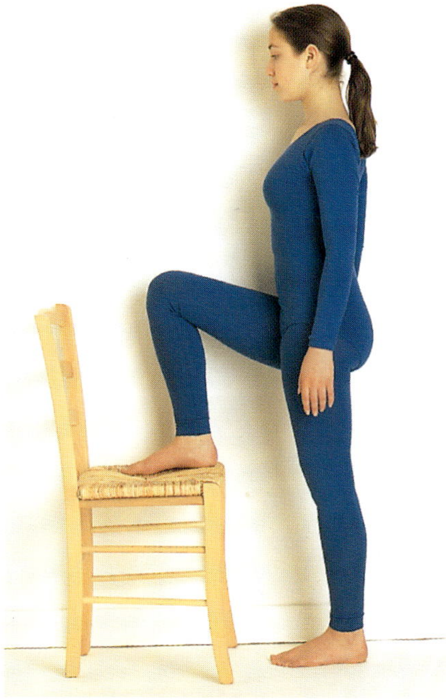

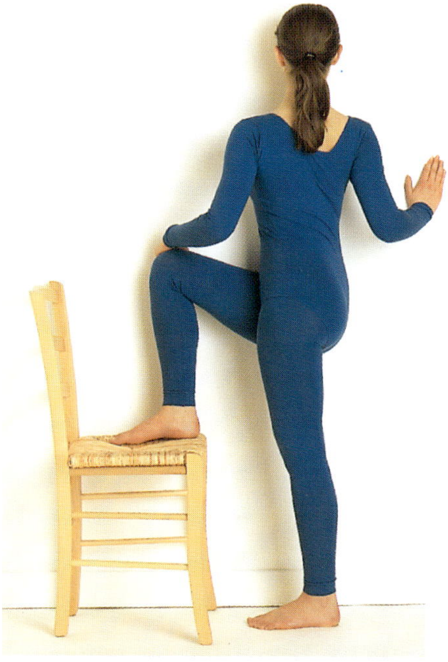

3 Étirez le buste et pivotez vers le mur en gardant les épaules droites. Pour vous tourner plus facilement, posez la main droite sur le mur, la gauche sur le genou droit. Ne poussez pas sur la jambe pliée, qui doit rester près du mur. La jambe gauche et le tronc sont toujours en extension.

4 Gardez la posture environ 30 secondes, puis répétez l'exercice en changeant de côté et de jambe.

EN POSITION ASSISE

Dans ce cas, la torsion est plus importante et on lui attribue des effets bénéfiques, non seulement sur le dos, mais aussi sur le système digestif, à condition, évidemment, que la posture ne soit pas exécutée pendant la digestion.

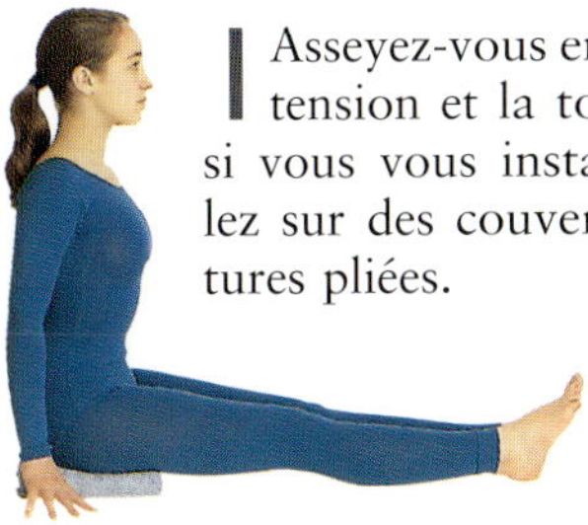

1 Asseyez-vous en position du Bâton (p. 36). L'extension et la torsion du buste sont plus faciles si vous vous installez sur des couvertures pliées.

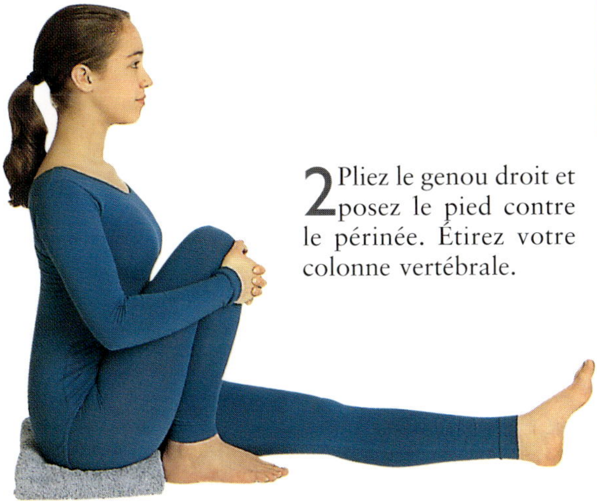

2 Pliez le genou droit et posez le pied contre le périnée. Étirez votre colonne vertébrale.

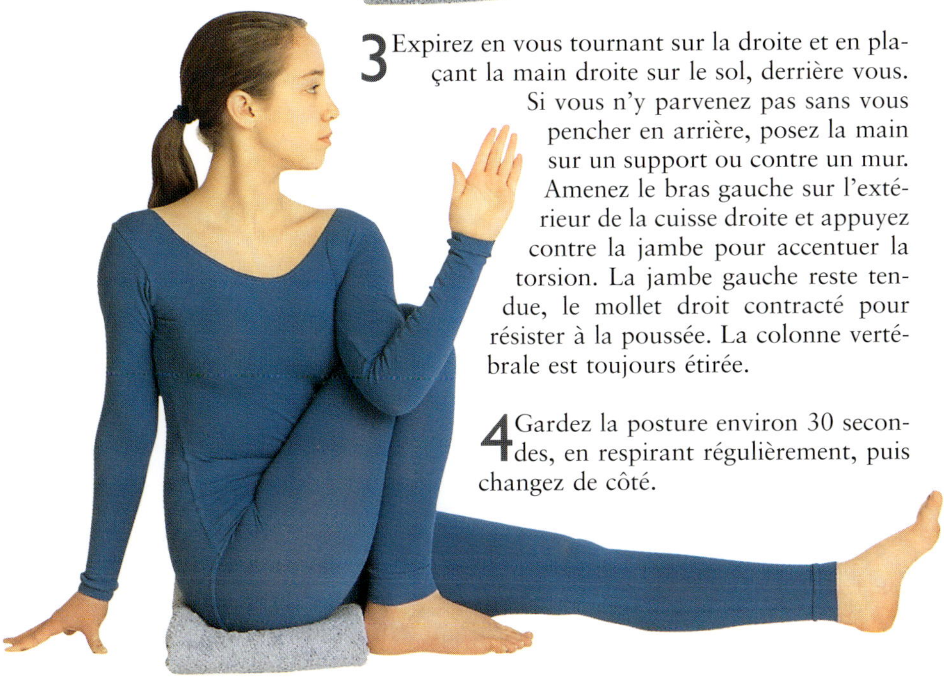

3 Expirez en vous tournant sur la droite et en plaçant la main droite sur le sol, derrière vous. Si vous n'y parvenez pas sans vous pencher en arrière, posez la main sur un support ou contre un mur. Amenez le bras gauche sur l'extérieur de la cuisse droite et appuyez contre la jambe pour accentuer la torsion. La jambe gauche reste tendue, le mollet droit contracté pour résister à la poussée. La colonne vertébrale est toujours étirée.

4 Gardez la posture environ 30 secondes, en respirant régulièrement, puis changez de côté.

POSTURE DE BHARADVAJA I

Bharadvajasana doit son nom à celui du sage mythique Bharadvaja. Elle est plus facile à exécuter si l'on est assis sur une chaise. Pour la version au sol, le tronc s'étirera plus aisément si l'on s'assied sur une couverture.

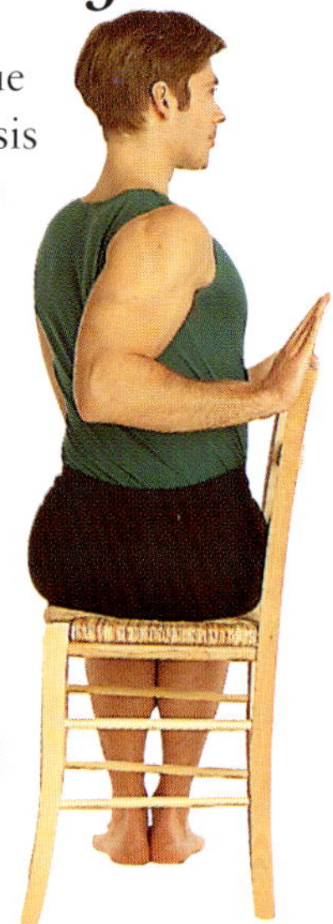

BHARADVAJASANA I SUR UNE CHAISE

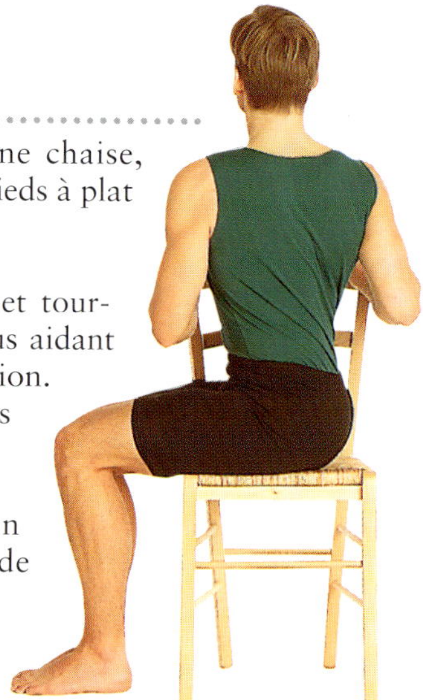

1 Asseyez-vous de côté sur une chaise, jambes serrées, pliées à 90°, pieds à plat sur le sol.

2 Étirez la colonne vertébrale et tournez-vous sur la droite, en vous aidant des mains pour accentuer la torsion. Le buste doit rester droit, les épaules étant alignées.

3 Gardez la posture environ 30 secondes, puis changez de côté.

BHARADVAJASANA I AU SOL

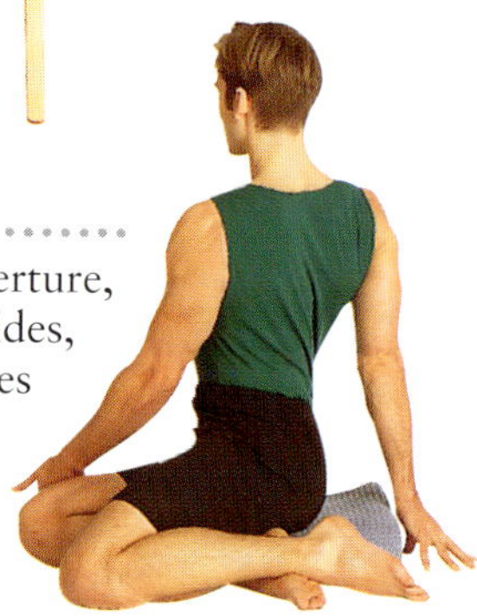

1 Asseyez-vous en posture du Bâton (p. 36), sur une couverture, de façon à aligner les hanches. En cas d'articulations raides, placez une couverture supplémentaire. Pliez les deux jambes et faites-les basculer du côté droit, la face interne du pied gauche reposant sur la plante du pied droit. Tirez les genoux et les hanches vers le bas, et la colonne vertébrale vers le haut.

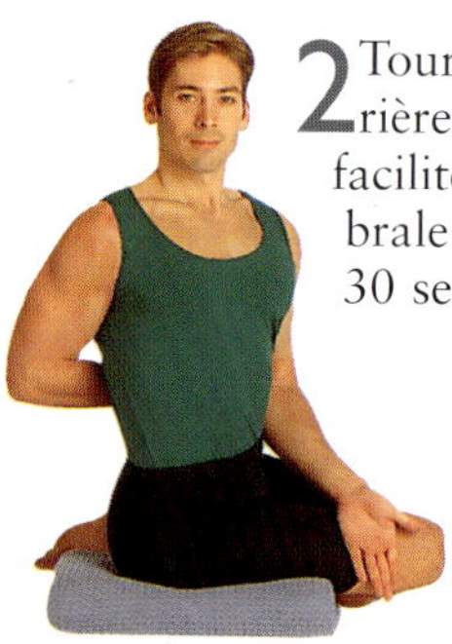

2 Tournez le buste à droite, en posant la main droite sur le sol, derrière vous, la gauche sur la face externe de la cuisse droite pour faciliter la torsion. Les épaules restent droites, la colonne est vertébrale en extension, la poitrine bombée. Gardez la posture environ 30 secondes, puis changez de côté, ou poursuivez l'exercice.

3 Tout en tournant le buste, repliez le bras droit derrière le dos pour saisir le gauche. Appliquez le dos de la main gauche sur la face externe de la cuisse droite et redressez le bras gauche, pour accentuer la torsion. Gardez la position environ 30 secondes et changez de côté.

POSTURES SUR LE DOS ET INVERSÉES

3

POSTURES SUR LE DOS ET INVERSÉES

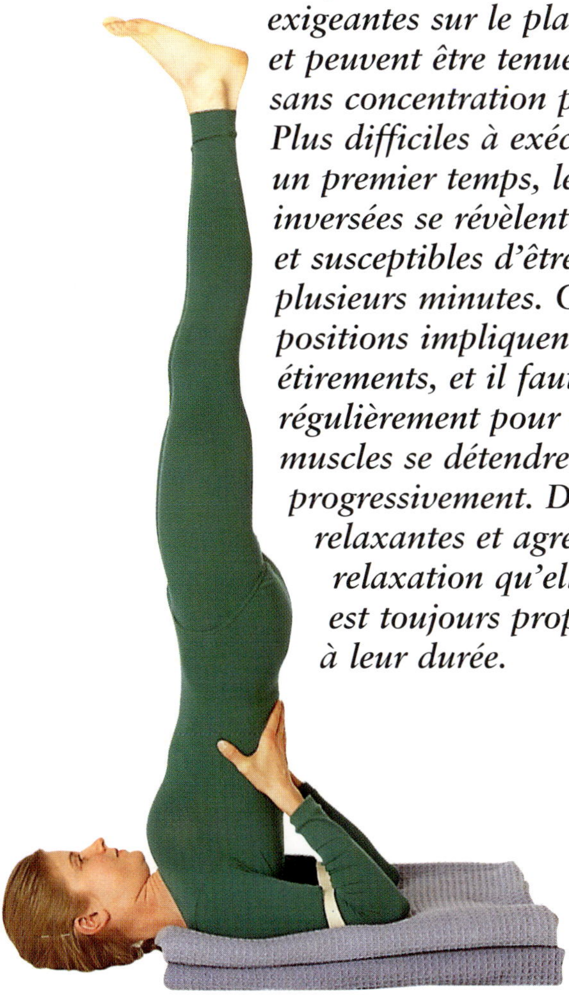

Les postures sur le dos sont moins exigeantes sur le plan physique et peuvent être tenues longtemps sans concentration particulière. Plus difficiles à exécuter dans un premier temps, les postures inversées se révèlent reposantes et susceptibles d'être conservées plusieurs minutes. Certaines positions impliquent d'importants étirements, et il faut les pratiquer régulièrement pour voir les muscles se détendre et s'étirer progressivement. D'autres sont relaxantes et agréables. La relaxation qu'elles procurent est toujours proportionnelle à leur durée.

HÉROS SUR LE DOS

La version allongée du Héros – *Supta Virasana* – mobilise particulièrement les hanches, le dos et les jambes étant moins sollicités. La posture procure détente physique et nerveuse. Elle est aussi tonique. Elle soulage en outre les jambes lourdes. Pour des raisons de confort et de sécurité, on la pratique souvent assis sur une couverture. On l'abandonnera en cas de douleur dans les genoux ou le dos.

1 Asseyez-vous entre vos pieds, en posture du Héros (p. 39). Suivez les instructions concernant la version avec appui, sans utiliser de coussin. A ce stade, vous devez être capable de vous asseoir sur le sol sans avoir à forcer sur les genoux. Étirez bien la colonne vertébrale.

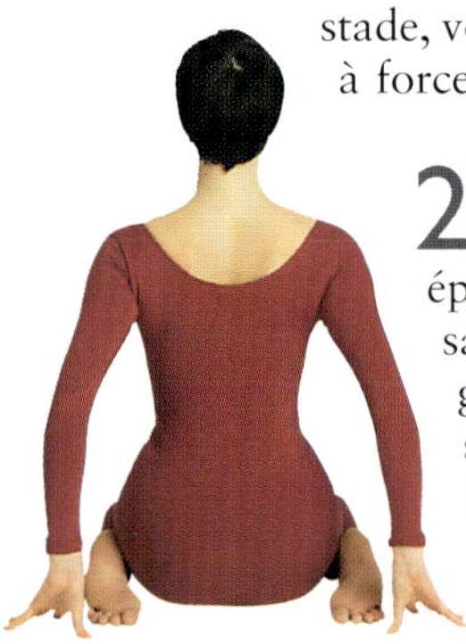

2 Laissez-vous aller en arrière sur les coudes, le buste étiré, puis allongez-vous : l'arrière de la tête, les épaules et le haut du dos doivent toucher le sol sans que vous ressentiez de douleur dans les genoux ni le dos. Fesses, genoux et orteils sont collés au sol, les pieds enserrant les hanches.

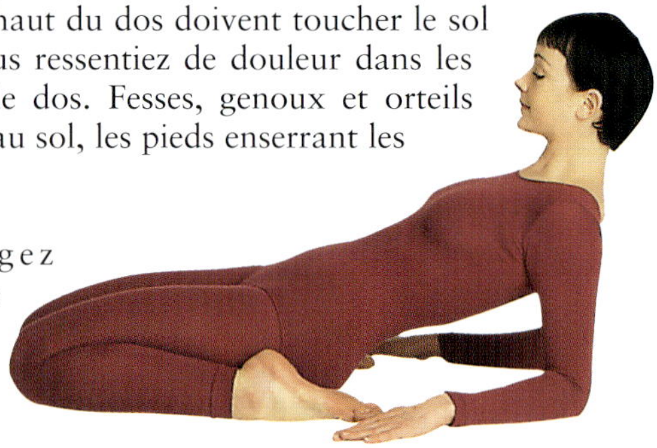

3 Allongez les bras derrière la tête et gardez la posture au moins 30 secondes.

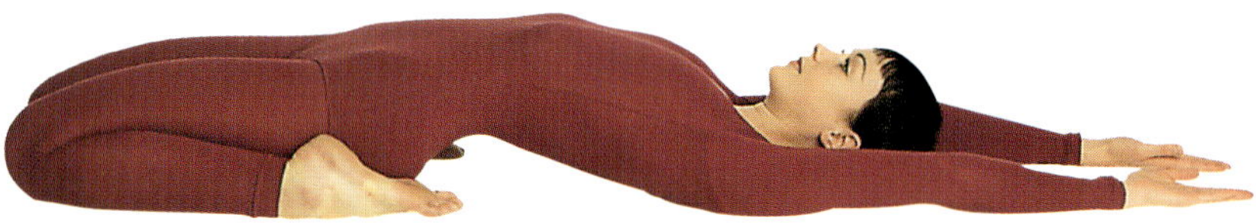

4 Rasseyez-vous en vous aidant des bras, tout en conservant le buste étiré et la poitrine saillante.

AVEC APPUI

■ Placez un coussin ou une couverture pliée sous le dos et la tête (qui demandera éventuellement un support de plus), le reste du corps reposant sur le sol. Laissez pendre les bras sur les côtés et restez quelques minutes dans cette position.

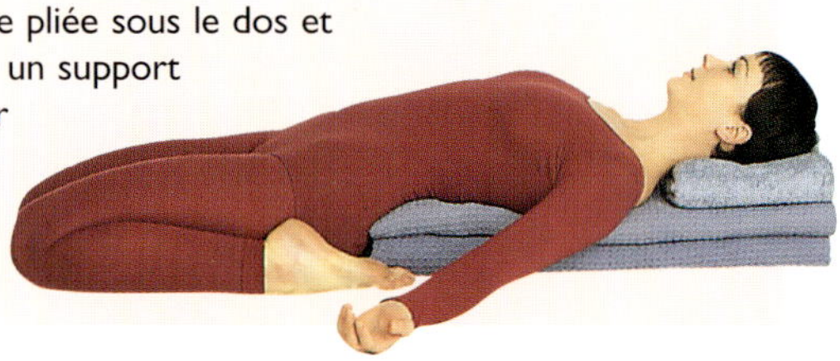

ANGLE TENU SUR LE DOS

Baddha Konasana sur le dos est une posture éminemment reposante, particulièrement appréciée par les femmes pendant leurs règles. La position de départ peut être celle de la Posture facile (p. 40).

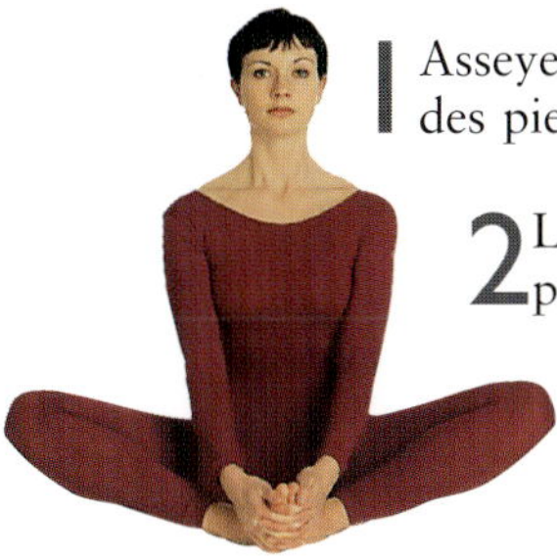

1 Asseyez-vous en position d'Angle tenu (p. 41), plantes des pieds accolées et genoux largement écartés.

2 Les pieds ramenés le plus près possible du tronc, allongez-vous sur le dos. Décontractez les jambes.

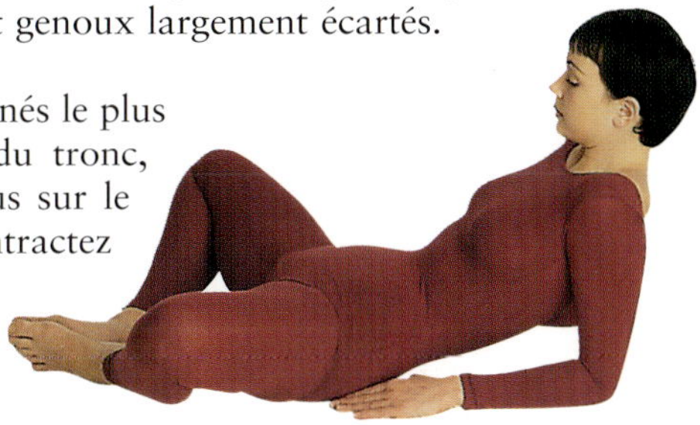

3 Tendez les bras derrière la tête. Décontractez les muscles du dos. Ne vous efforcez pas de coller la région lombaire au sol. Ne creusez pas les reins.

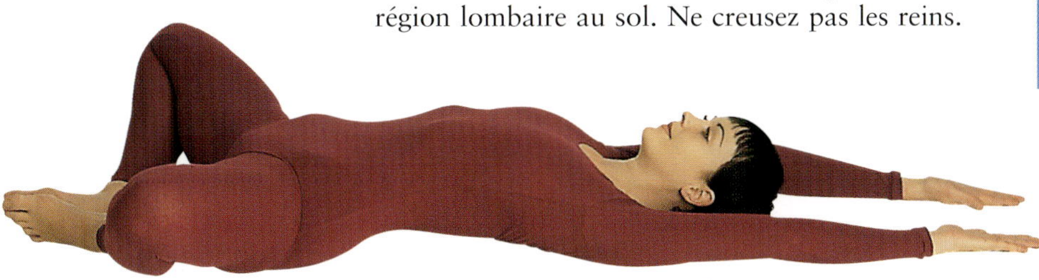

4 Conservez la posture quelques minutes, en resserrant éventuellement les genoux pour éliminer toute tension, puis redressez-vous.

AVEC APPUI

- Si vos pieds ont du mal à garder la position, appuyez-les contre un mur et rapprochez ensuite le tronc.
- Si votre dos est raide, posez des couvertures pliées sur le sol avant de vous allonger. Attention : les fesses doivent rester sur le sol, et les bras retomber sur les côtés.
- Si vous éprouvez de la difficulté à détendre vos jambes, disposez sous chaque cuisse un traversin ou une couverture roulée.

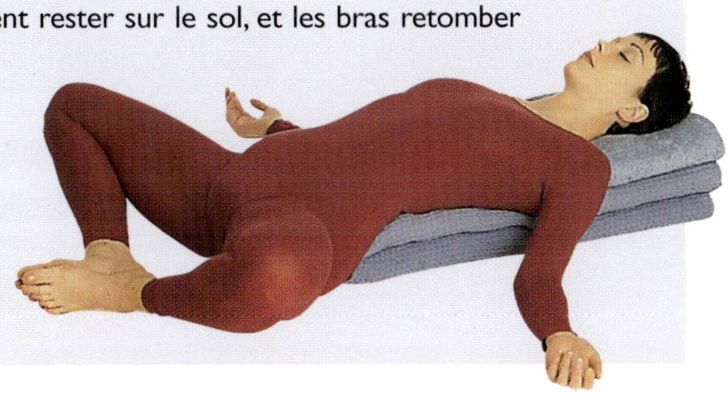

ÉTIREMENT DE LA JAMBE

En sanskrit, cette posture porte le nom de *Supta Padangusthasana. Padangustha* signifie « gros orteil » ; le nom s'explique par le fait que, dans la version complète, on agrippe le gros orteil pour étirer la jambe et mobiliser la hanche. En cas de difficulté, on peut s'aider d'une ceinture.

ÉTIREMENT AVANT DE LA JAMBE

1 Allongez-vous sur le dos, jambes droites et serrées. Pliez le genou droit et ramenez-le sur la poitrine.

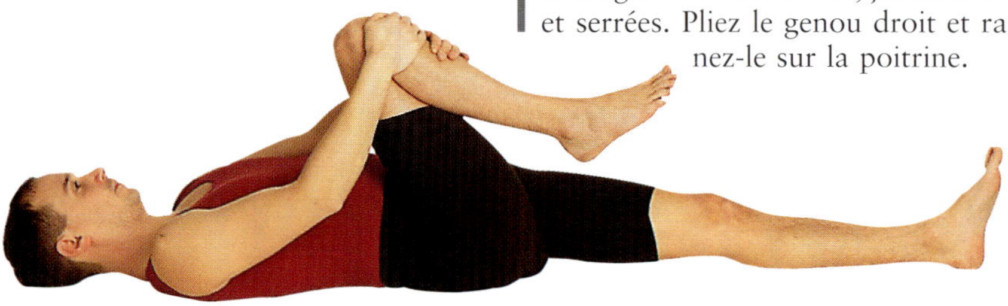

2 Après avoir posé la main gauche sur la cuisse gauche, saisissez le gros orteil de la main droite, entre le pouce et les deux doigts suivants.

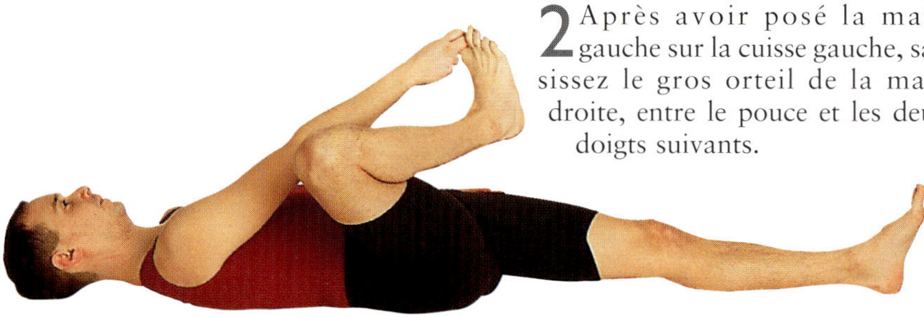

3 Sans bouger le buste ni la tête, tirez sur la jambe droite. Le pied gauche est vertical et les deux jambes sont tendues. N'insistez pas et aidez-vous d'une ceinture si la tête ou les épaules se soulèvent, ou si vous ne parvenez pas à tendre la jambe sans douleur.

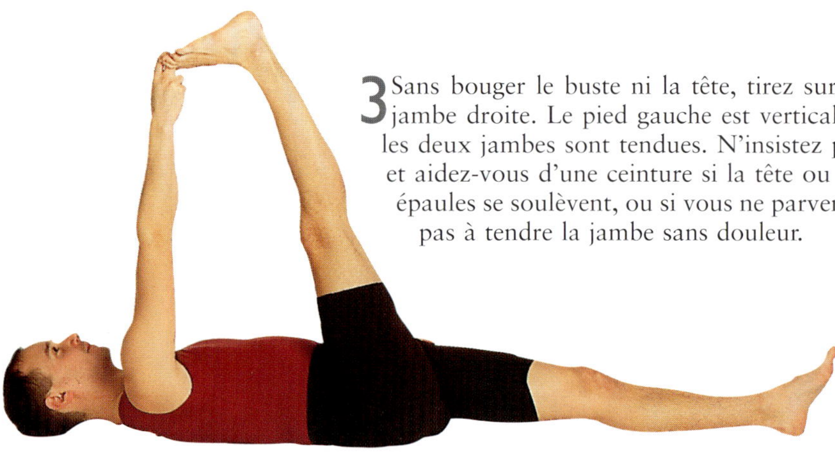

4 Tenez la posture au moins 30 secondes, en respirant régulièrement. Repliez ensuite la jambe levée, lâchez le pied et changez de côté.

ÉTIREMENT LATÉRAL DE LA JAMBE

1 Allongez-vous sur le dos, jambes droites et serrées. Levez et étirez la jambe en tenant le gros orteil, comme dans l'étirement précédent.

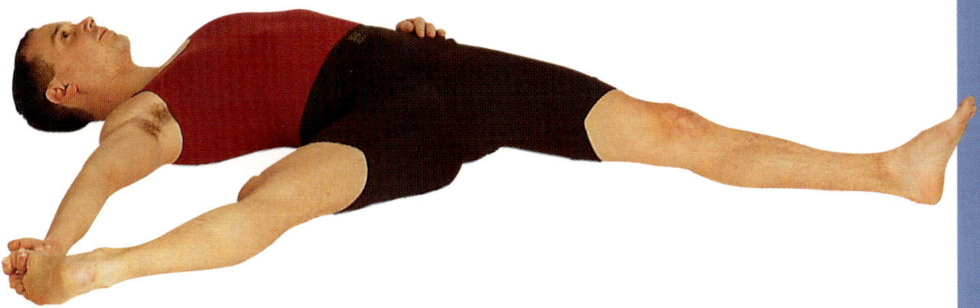

2 Sans bouger la partie gauche du corps et en maintenant le pied gauche vertical, basculez la jambe levée sur le côté, en veillant à ce que le pied reste en permanence dans un plan parallèle au sol. Vous utiliserez un support si vous ne parvenez pas à poser le pied sur le sol. Les jambes doivent rester parfaitement tendues.

3 Conservez la posture 30 secondes, puis refaites l'exercice en changeant de côté. Variante possible : procédez à un étirement avant, puis à un étirement latéral.

AVEC APPUI

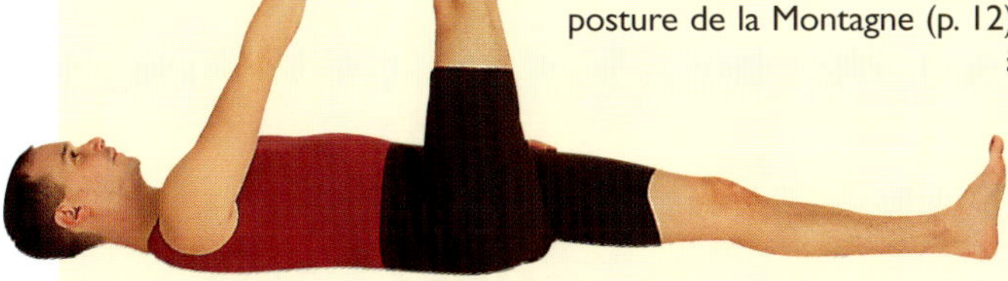

- Si vous ne pouvez attraper l'orteil, utilisez une ceinture.
- Vous pouvez de surcroît appuyer le pied au sol contre un mur, comme si vous étiez debout en posture de la Montagne (p. 12), ce qui vous aidera à maintenir le pied vertical et la cuisse collée au sol, en particulier lorsque vous ferez basculer l'autre jambe sur le côté.
- En dépit de ces mesures, le mouvement peut se révéler difficile à exécuter. Le cas échéant, placez à côté de vous un bloc (ou une couverture pliée), sur lequel le pied viendra se poser.

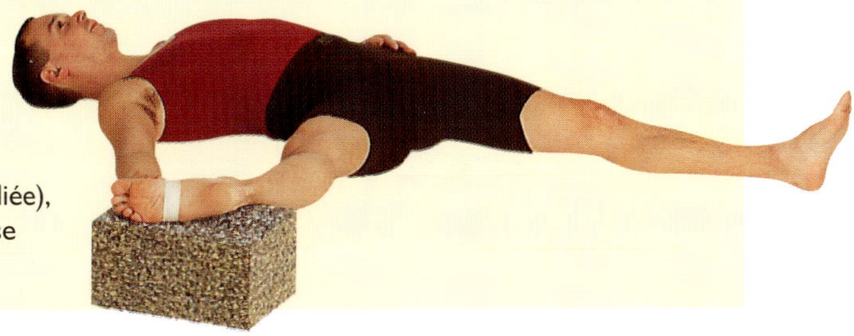

3

JAMBES CONTRE UN MUR

Urdhva Prasarita Padasana est une posture éminemment reposante, qui réalise un étirement doux, particulièrement recommandé en cas de raideur des articulations. L'exercice consiste à poser contre un mur les jambes levées à la verticale. La position peut être plus confortable si l'on s'allonge sur un tapis (ou une couverture), disposé de façon à ne pas glisser.

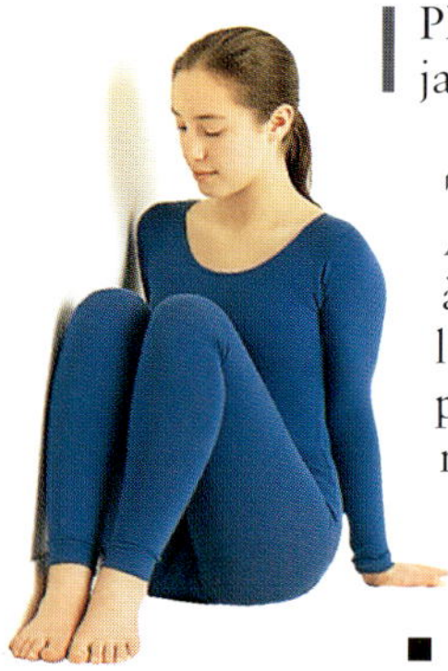

1 Placez-vous de profil contre un mur et asseyez-vous, jambes et pieds serrés.

2 Penchez-vous en arrière et basculez les jambes contre le mur en faisant pivoter le tronc, de façon à vous retrouver allongé(e) sur le sol, perpendiculairement au mur, fesses et jambes en contact avec la paroi.

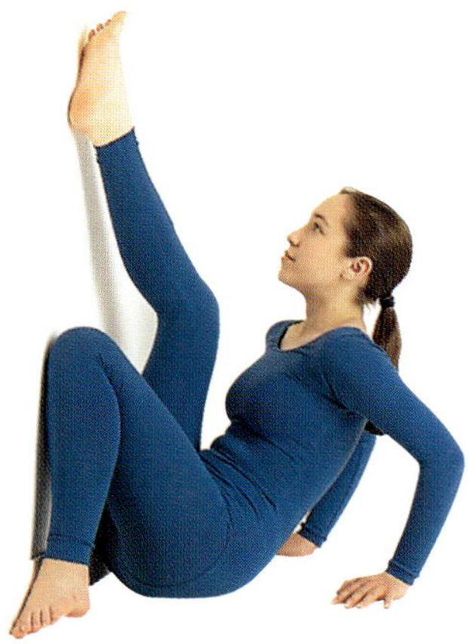

■ Peut-être devrez-vous rectifier un peu votre position et vous rapprocher du mur. Si toutefois une certaine raideur vous en empêche, installez-vous confortablement à distance suffisante du mur pour pouvoir allonger les jambes.

3 Une fois la position vérifiée, tendez les jambes. Pour décontracter le dos, placez les bras derrière la tête et étirez bras et colonne vertébrale en veillant à ne pas lever le menton.

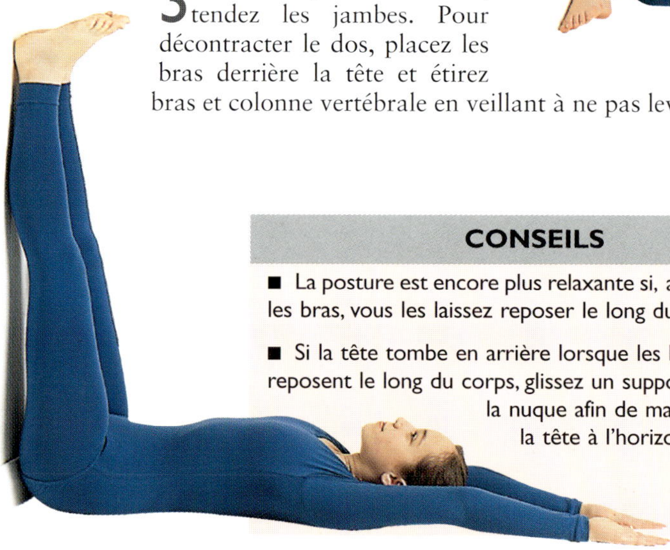

CONSEILS

■ La posture est encore plus relaxante si, au lieu d'étirer les bras, vous les laissez reposer le long du corps.

■ Si la tête tombe en arrière lorsque les bras reposent le long du corps, glissez un support sous la nuque afin de maintenir la tête à l'horizontale.

LEVER DE JAMBES ET DU BASSIN

Dans le nom sanskrit de cette posture – *Viparita Karani* –, *viparita* signifie « inversé », et, de fait, la posture est plus inversée qu'allongée. Elle ressemble à celle de la page précédente, à ceci près qu'elle étire moins les jambes que le buste. Elle a des effets similaires à ceux de la Posture sur les épaules (p. 68), et est donc conseillée aux personnes qui trouvent cette dernière trop difficile.

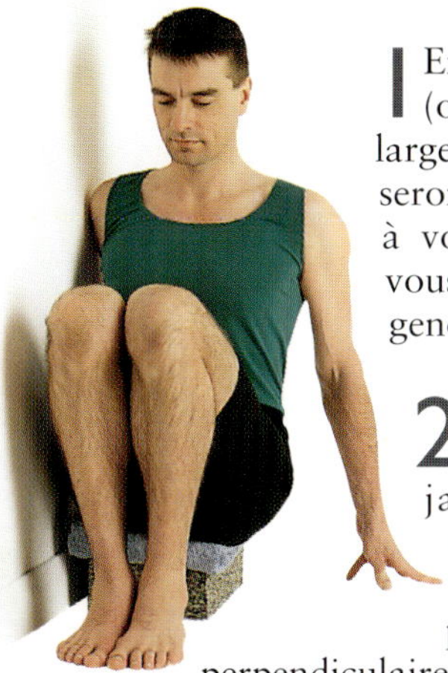

1 Empilez contre un mur plusieurs couvertures (ou plusieurs blocs de mousse) : l'épaisseur et la largeur de ces supports seront proportionnelles à votre taille. Asseyez-vous dessus, de côté, genoux pliés.

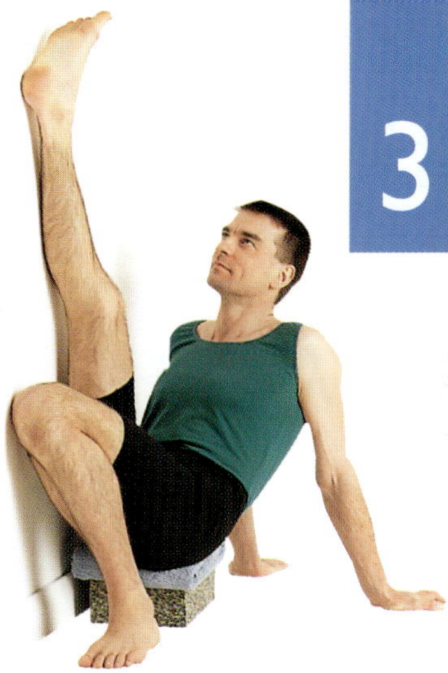

2 Penchez-vous en arrière et posez vos jambes l'une après l'autre contre le mur, en pivotant pour vous placer perpendiculairement à la paroi, que vos fesses doivent toucher.

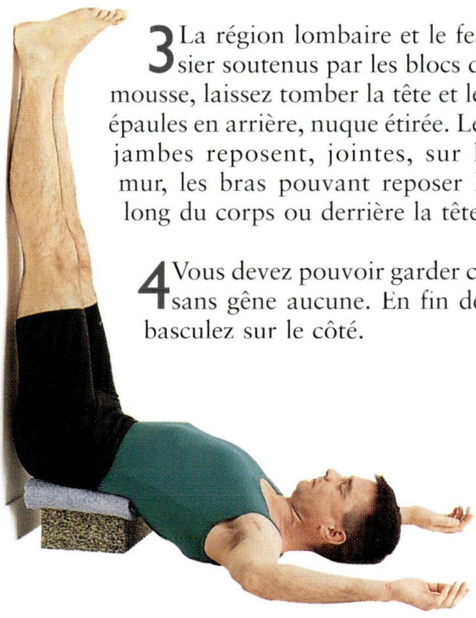

3 La région lombaire et le fessier soutenus par les blocs de mousse, laissez tomber la tête et les épaules en arrière, nuque étirée. Les jambes reposent, jointes, sur le mur, les bras pouvant reposer le long du corps ou derrière la tête.

4 Vous devez pouvoir garder cette posture plusieurs minutes sans gêne aucune. En fin de posture, pliez les genoux et basculez sur le côté.

Attention

Comme d'autres postures inversées, *Viparita Karani* est à éviter pendant les règles.

PONT

Il s'agit ici d'une version simple de *Setu Bandha Sarvangasana*, qui a pour base la Posture sur les épaules (p. 68). Elle peut être merveilleusement relaxante lorsqu'elle est tenue plusieurs minutes. Dans la version achevée, seules les mains soutiennent l'arche du pont dessiné par le corps. Ici, l'utilisation d'un support rend la posture moins difficile. Veillez néanmoins à garder le dos détendu.

SUR DES COUVERTURES

1 Asseyez-vous sur plusieurs couvertures pliées en long, de façon à pouvoir accueillir la plus grande partie de votre corps, et liez ensemble les deux cuisses pour rendre la posture plus reposante pour les jambes.

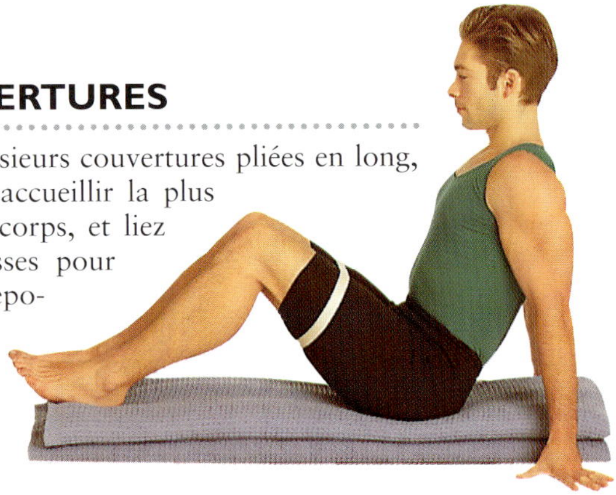

2 Jambes tendues, penchez-vous en arrière en veillant à ce que les épaules se trouvent à l'extérieur des couvertures.

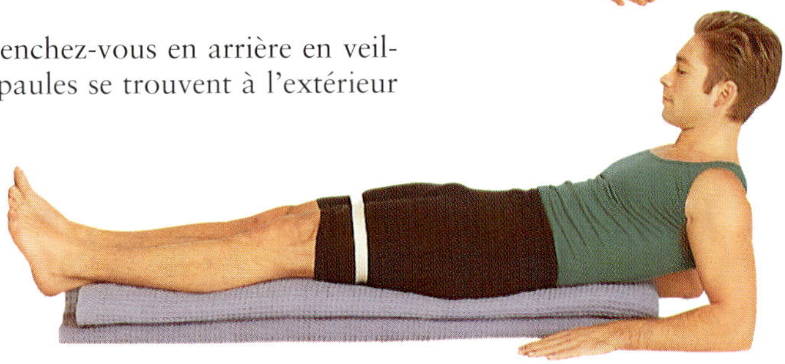

3 Posez sur le sol les épaules et la tête, nuque tendue et poitrine bombée. Placez vos bras dans une position confortable le long du corps ou derrière la tête.

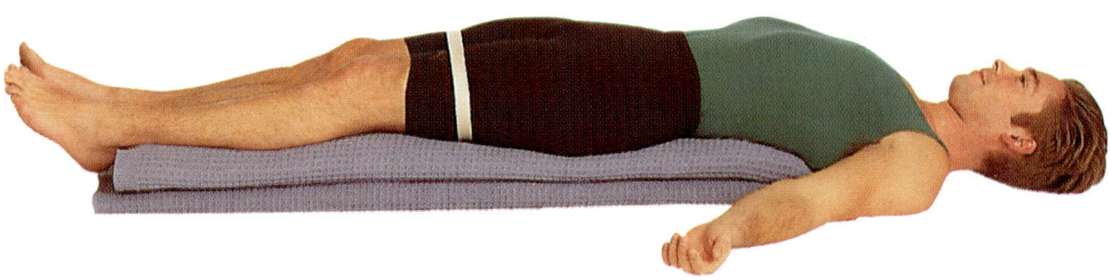

4 Au bout de quelques minutes, pliez les genoux et quittez la posture en douceur. Si le support est mince, roulez sur le côté ; sinon, retirez-le.

SUR UN BLOC

Les personnes souples réussiront à exécuter le Pont en glissant un bloc de mousse dure sous le sacrum. Le fait d'appuyer les pieds contre un mur permettra en outre d'étirer fortement les jambes et la colonne vertébrale.

1 Asseyez-vous sur le bloc de mousse, de façon que les pieds puissent prendre appui sur le mur quand les jambes sont tendues. Les talons doivent toucher le sol.

2 Laissez-vous aller en arrière, de façon que le bloc, glissé sous le sacrum, soulève le bassin.

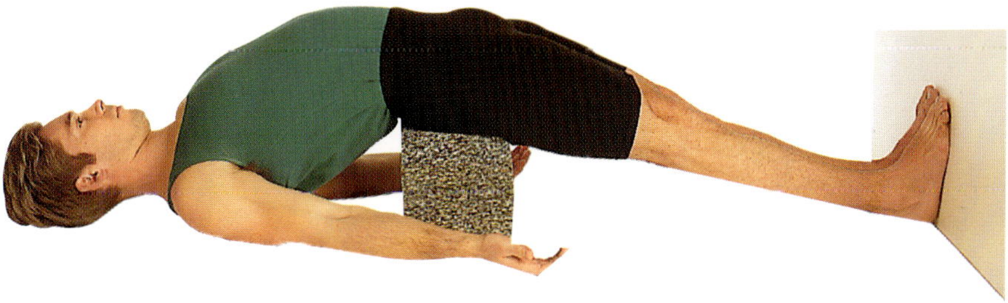

3 Tendez les jambes en appuyant les pieds contre la base du mur. La posture est moins efficace si les pieds sont écartés ou placés plus haut. Posez sur le sol la tête et les épaules ; les bras reposent le long du corps ou sont levés derrière la tête.

4 Pour quitter la posture, pliez les genoux et retirez le bloc de mousse en roulant sur le côté, puis redressez-vous.

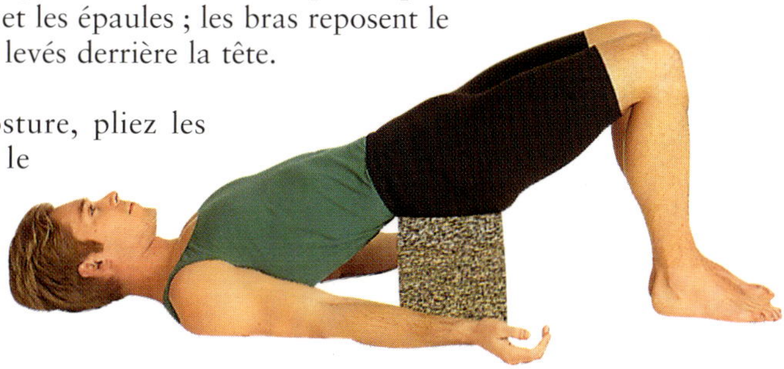

AVEC APPUI

- L'usage d'un support soulève le bassin, fait bomber la poitrine et permet à la tête et aux épaules de prendre une position plus basse que les jambes.
- Le support doit être suffisamment dur pour que le bassin ne s'y enfonce pas.
- Vous pouvez utiliser comme support un petit banc, dont vous aurez rembourré les angles vifs. Vous pouvez aussi, pour atteindre plus facilement le sol, glisser sous votre tête et vos épaules une couverture roulée ou un traversin.
- Le bloc utilisé dans la version ci-dessus peut être remplacé par deux traversins.

PRÉPARATION À LA POSTURE SUR LES ÉPAULES

Dans cet exercice qui prépare à la Posture sur les épaules (p. 68), le mur vous soulage d'une partie de votre poids et vous évite également de basculer sur le côté.

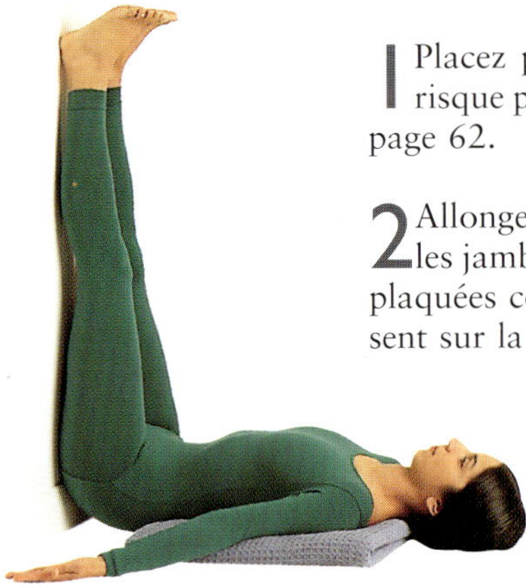

1 Placez près du mur une couverture pliée qui ne risque pas de glisser. Asseyez-vous comme indiqué page 62.

2 Allongez-vous perpendiculairement au mur, levez les jambes et posez-les sur la paroi. Les fesses sont plaquées contre le mur, les épaules et le buste reposent sur la couverture, la tête étant posée sur le sol.

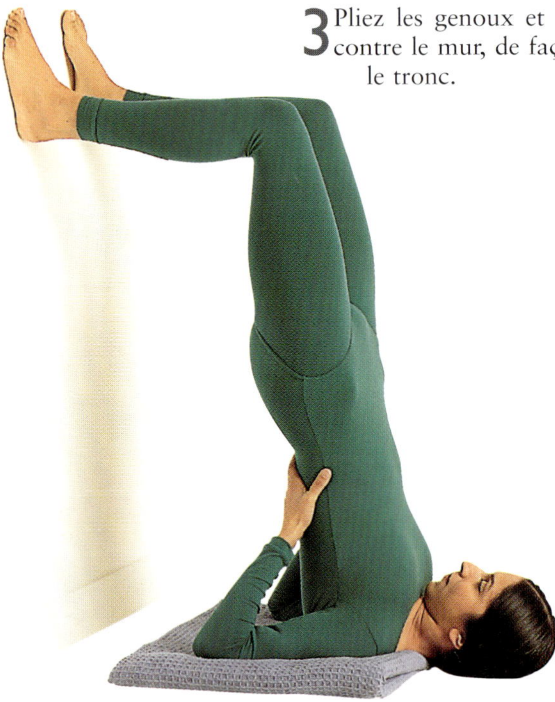

3 Pliez les genoux et appuyez les plantes de pied contre le mur, de façon à soulever les hanches et le tronc.

Attention

- Si votre nuque est douloureuse ou si vous avez une sensation de pression dans la tête, les oreilles, les yeux ou la gorge, quittez la posture et ne la tentez plus avant d'avoir pris l'avis d'un spécialiste.
- La posture est contre-indiquée pendant les règles.
- Les postures inversées sont contre-indiquées dans les cas d'hypertension ou de glaucome.

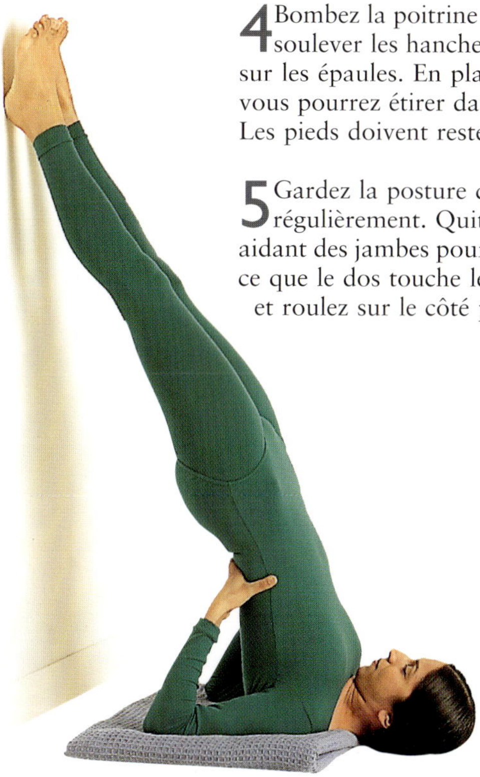

4 Bombez la poitrine et poussez sur les coudes pour soulever les hanches jusqu'à déporter votre poids sur les épaules. En plaçant vos mains sur votre dos, vous pourrez étirer davantage le tronc et les jambes. Les pieds doivent rester collés au mur.

5 Gardez la posture quelques minutes, en respirant régulièrement. Quittez ensuite la posture en vous aidant des jambes pour contrôler la descente, jusqu'à ce que le dos touche le sol. Repliez alors les genoux et roulez sur le côté pour vous redresser.

DEMI-POSTURE SUR LES ÉPAULES AVEC APPUI

Ardha Sarvangasana est une demi-Posture sur les épaules, dans laquelle les pieds prennent appui sur un tabouret ou une chaise. Pour les personnes manquant de souplesse, elle peut remplacer la Charrue (p. 70).

1 Placez un tabouret à une distance telle que vous puissiez placer le corps comme dans les étapes 1 à 3 de la Posture sur les épaules (p. 68).

2 Posez les pieds sur le tabouret et tendez les jambes. Les mains soutiennent les hanches et le buste. Le tabouret doit être disposé de façon que les hanches soient bien à la verticale des épaules.

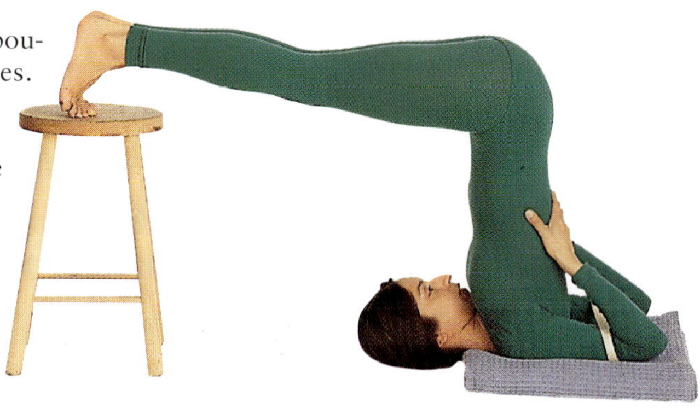

POSTURE SUR LES ÉPAULES

Les yogis attribuent à cette posture, souvent appelée la « Chandelle », une importance telle qu'ils la considèrent comme la « mère » des asanas. En effet, elle mérite bien son nom sanskrit de *Sarvangasana* – littéralement « Posture du corps tout entier » –, puisqu'elle tonifie et rajeunit tout le corps. Bien exécutée, elle a de nombreux effets bénéfiques, notamment sur le métabolisme et la circulation sanguine.

1 Allongez-vous sur le sol, les épaules et le haut du corps surélevés par une couverture pliée. Si vous devez avoir recours à une ceinture (voir page suivante), faites-le à cette étape ; sinon, allongez les bras le long du corps.

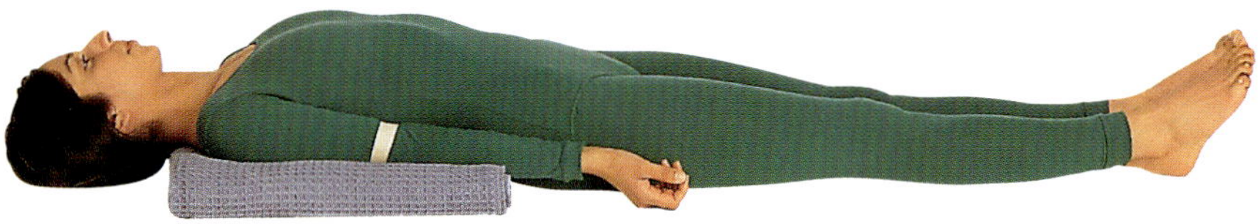

2 Pliez les genoux et amenez les pieds le plus près possible des fesses. Veillez à garder les jambes dans le prolongement du tronc, placé au centre de la couverture, les épaules à égale distance des bords.

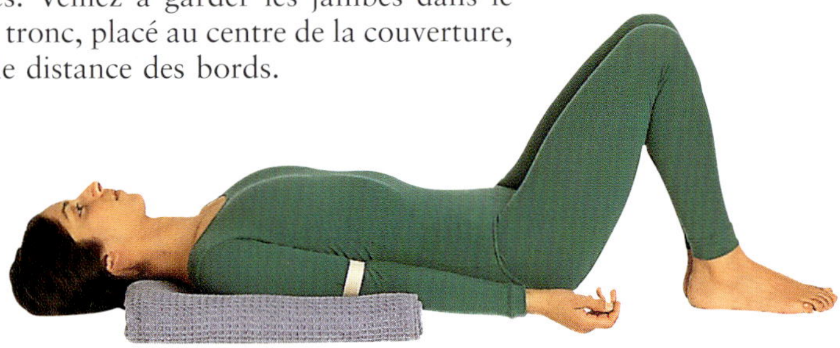

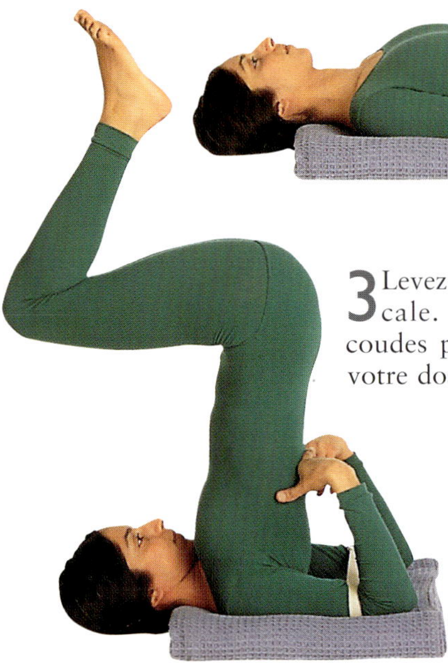

3 Levez les jambes et amenez le buste à la verticale. Pour ce faire, appuyez-vous sur vos coudes pliés, tandis que vos mains soutiennent votre dos.

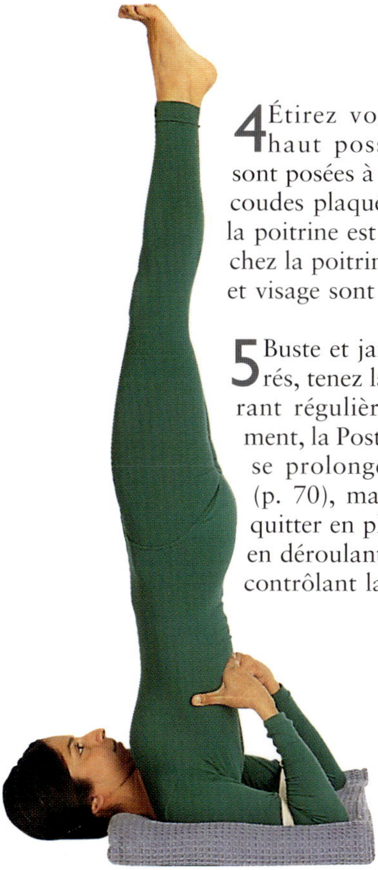

4 Étirez vos jambes le plus haut possible. Les mains sont posées à plat sur le dos, les coudes plaqués contre le sol, et la poitrine est bombée. Rapprochez la poitrine du menton (cou et visage sont détendus).

5 Buste et jambes toujours étirés, tenez la posture en respirant régulièrement. Généralement, la Posture sur les épaules se prolonge par la Charrue (p. 70), mais vous pouvez la quitter en pliant les genoux et en déroulant le dos – vos bras contrôlant la descente.

Attention

- Si votre nuque est douloureuse, ou si vous ressentez une pression dans la tête, les oreilles, les yeux ou la gorge, quittez la posture et ne refaites l'exercice qu'après avoir consulté un spécialiste.
- La Chandelle est contre-indiquée pendant les règles.
- Elle l'est aussi en cas d'hypertension ou de glaucome.

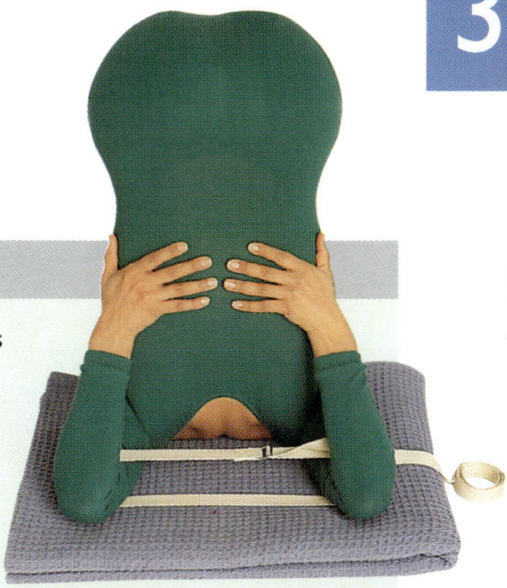

AVEC APPUI

- La posture est difficile à réaliser sur un sol plat. Des couvertures glissées sous les épaules soulagent la nuque et facilitent l'élévation du corps.
- Pliez les couvertures de façon à former un rectangle dont un des côtés sera supérieur à la largeur de vos épaules, et l'autre à la longueur de vos avant-bras. La nuque doit se poser exactement au bord des couvertures.
- Si le rectangle est suffisamment grand pour que vos hanches puissent s'y poser, vous aurez moins de mal à lever et à descendre les jambes.
- Vos coudes doivent se trouver à l'écartement de vos épaules pour constituer un appui suffisamment stable. Vous pouvez les empêcher de bouger à l'aide d'une ceinture passée au-dessus des coudes.
- Ne serrez pas trop la ceinture, sous peine d'entraver la circulation sanguine.

CHARRUE

La Charrue – *Halasana* – a des effets similaires à ceux de la Posture sur les épaules (p. 68), à laquelle elle succède généralement. Elle prépare en outre à l'Étirement de l'ouest (p. 50). Le fait d'aller toucher le sol avec les pieds entraîne un étirement prononcé de l'arrière des jambes et de la région lombaire : si vous ne réussissez pas à garder les jambes tendues, posez vos pieds sur un support.

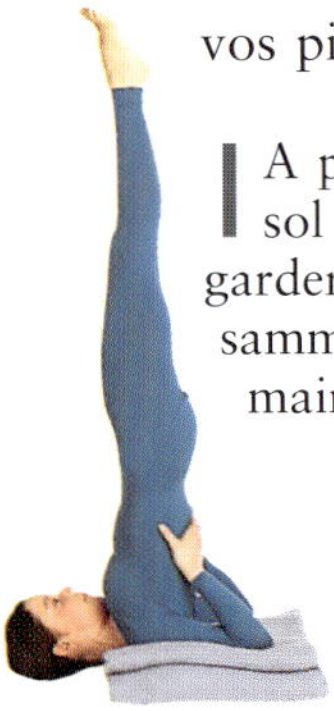

1 A partir de la Posture sur les épaules (p. 68), posez les orteils sur le sol (ou sur un support), derrière la tête, jambes et pieds joints (vous garderez les jambes pliées pour les abaisser si votre dos n'est pas suffisamment musclé). Tendez les jambes et soulevez le bassin de façon à maintenir le buste en extension.

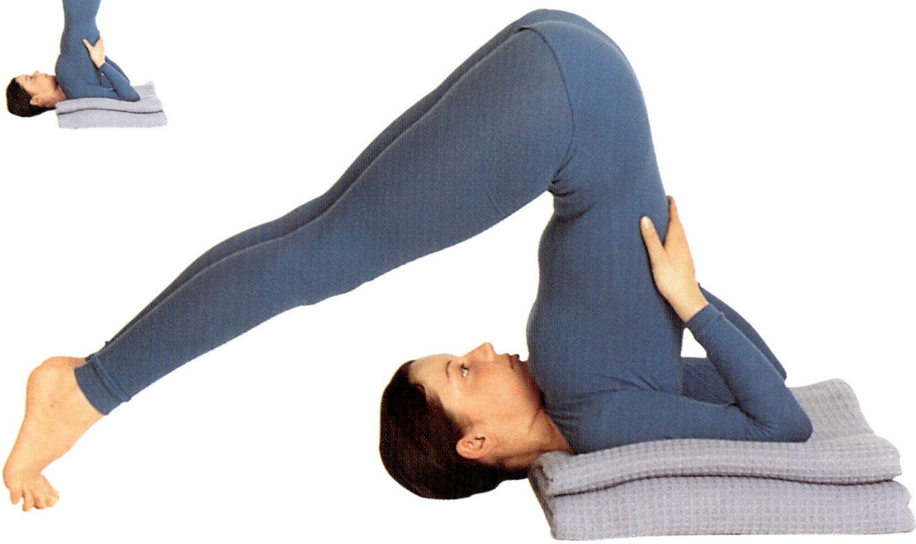

2 Dans la posture simple, les mains continuent à soutenir le dos. Étirez la colonne vertébrale et tirez fortement sur vos jambes. Gardez la posture de 2 à 5 minutes, sauf en cas de douleurs ou de gêne respiratoire.

3 Ramenez ensuite les jambes en avant et déroulez le dos. Laissez les genoux se plier et contrôlez la descente avec les bras, de façon à ne pas léser la région lombaire (si vos épaules reposent sur un support, prévoyez, pour la descente, un coussin supplémentaire que vous placerez sous vos reins).

Attention

Si vous ressentez une pression dans la tête, une douleur dans la nuque ou le dos, ou si vous respirez difficilement, posez les pieds sur un siège comme dans la demi-Posture sur les épaules (p. 67). Quittez la posture si les troubles persistent.

LA CHARRUE AVEC APPUI

La posture est plus reposante si l'on pose les jambes sur un support.

1 Installez une chaise au-dessus de votre tête ou à proximité. Glissez sous vos épaules quelques couvertures pliées. Si vous êtes de grande taille, surélevez éventuellement le siège à l'aide de couvertures pliées.

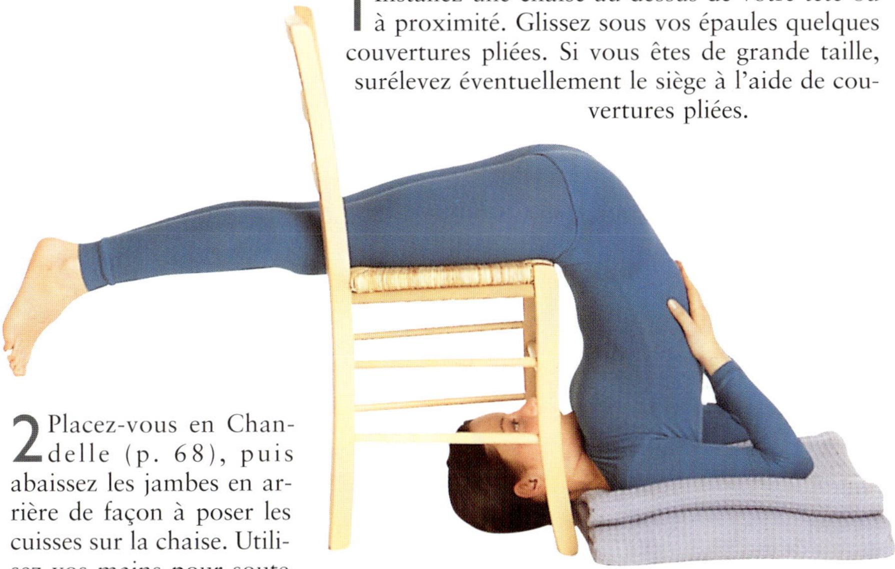

2 Placez-vous en Chandelle (p. 68), puis abaissez les jambes en arrière de façon à poser les cuisses sur la chaise. Utilisez vos mains pour soutenir le dos ou laissez-les reposer sur le sol de part et d'autre de la tête.

CONSEIL

Si vous avez le dos raide ou si le siège n'est pas à la bonne hauteur, reculez-le et posez dessus les tibias au lieu des cuisses.

3 Restez dans cette position quelques minutes en respirant régulièrement. Pour quitter la posture, dégagez les jambes et repoussez la chaise (ou demandez à quelqu'un de l'enlever). Pliez les genoux et déroulez lentement le dos, vertèbre par vertèbre.

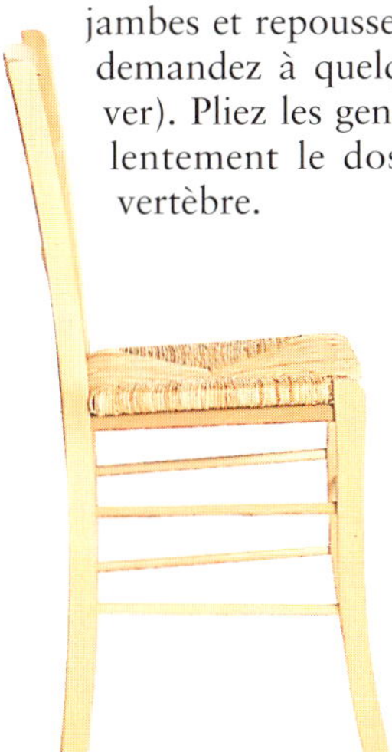

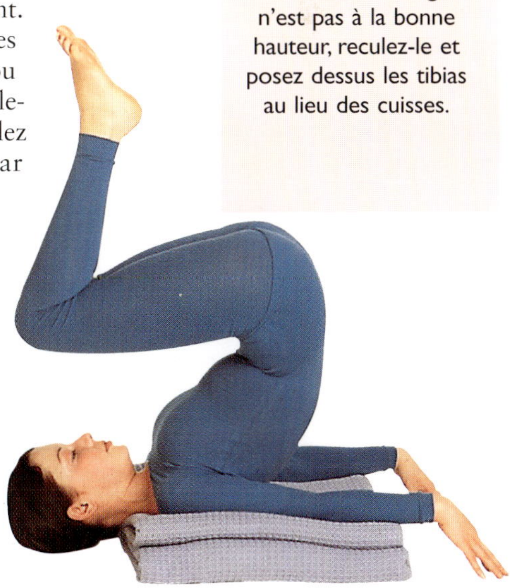

TORSION SUR LE DOS

Comme toutes les autres torsions du buste, *Jathara Pari Vartanasana* est réputée soulager le mal de dos. La version présentée ci-dessous est la version simple de la posture, qui s'exécute normalement jambes tendues, dans laquelle vous devriez vous sentir parfaitement à l'aise. Dans le cas contraire, interrompez l'exercice.

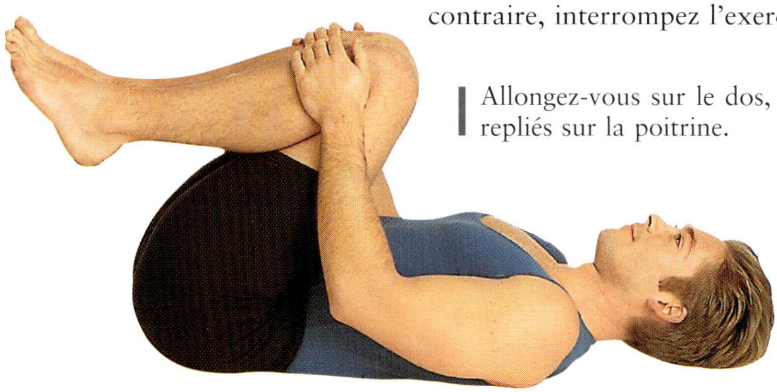

1 Allongez-vous sur le dos, les genoux repliés sur la poitrine.

2 En conservant si possible un angle aigu entre cuisses et buste, basculez vos jambes toujours pliées sur le côté.

- Le bassin pivote, de sorte que l'extérieur de la hanche gauche repose sur le sol.
- L'épaule droite doit rester collée au sol, sauf en cas de douleur, ou si cela empêche vos jambes d'atteindre le sol.

CONSEILS

- Vous respirerez mieux si vous écartez les bras, paumes vers le haut.
- Si vous avez du mal à garder vos jambes fléchies, maintenez-les de la main gauche.
- Si dans l'étirement le bras droit est douloureux, laissez-le se plier. Si l'épaule se soulève trop, glissez une couverture pliée sous le bras.

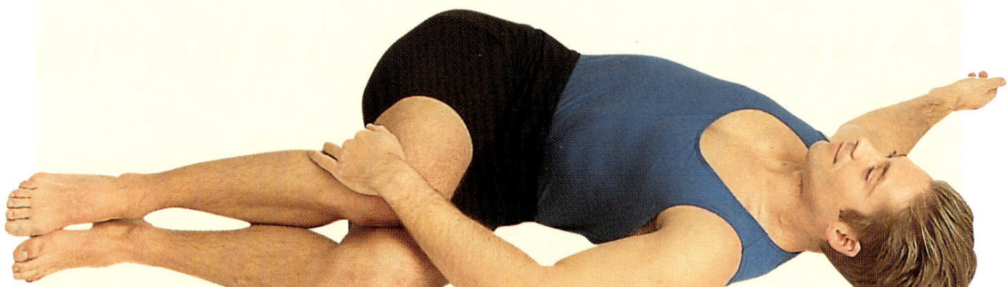

RELAXATION, RESPIRATION ET MÉDITATION

4

RELAXATION, RESPIRATION ET MÉDITATION

Tout autant que le corps, l'esprit est à même de bénéficier des bienfaits du yoga. Ce chapitre traite des pratiques qui conduisent à l'équilibre intérieur et à la sérénité. Loin d'inciter à la passivité, les techniques de relaxation décrites ci-après régénèrent l'esprit et stimulent la sensibilité. En nous apprenant à prendre nos décisions calmement, elles nous évitent bien des tensions. De même, les exercices respiratoires n'ont pas seulement pour but d'assurer les échanges gazeux, ils nous permettent de contrôler notre énergie physique et mentale. Ils nous montrent la voie de la connaissance de soi, de la concentration et de la méditation.

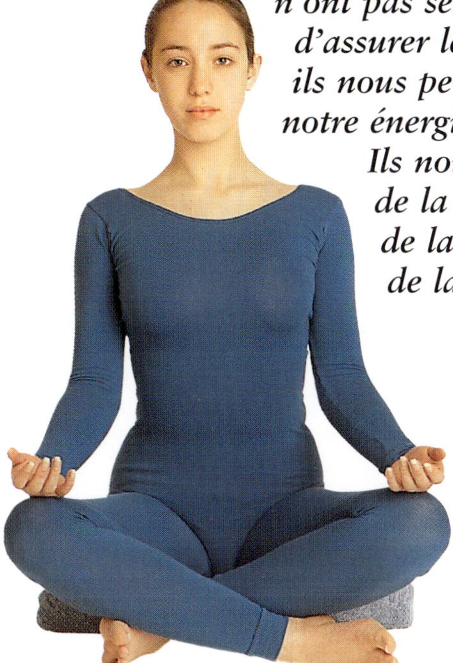

PROLONGEMENT DE LA POSTURE SUR LES ÉPAULES

Plusieurs positions permettent de prolonger l'effet relaxant de la Posture sur les épaules ou de la Charrue. En effet, s'il peut être extrêmement reposant de rester simplement allongé en fin d'exercice, cette position peut devenir rapidement inconfortable quand on souffre du dos. Les postures suivantes sont donc recommandées dans ce cas.

SUR LE DOS, GENOUX PLIÉS

Quand vous vous allongez sur le sol, marquez une pause, jambes levées et repliées sur le ventre.

■ Cette position naturelle et relaxante diminue les tensions existant dans la région lombaire.

ORDRE DES POSTURES

■ Les postures inversées sont parfois placées en début de séance, alors que le corps est reposé (la Posture sur la tête, p. 86, doit toujours précéder la Posture sur les épaules).

■ Si vous placez en fin de séance la Posture sur les épaules ou la Charrue, prolongez-les à l'aide d'un ou deux des exercices proposés ici.

■ Une simple Torsion sur le dos (p. 72) suffit à diminuer les tensions dans la région lombaire.

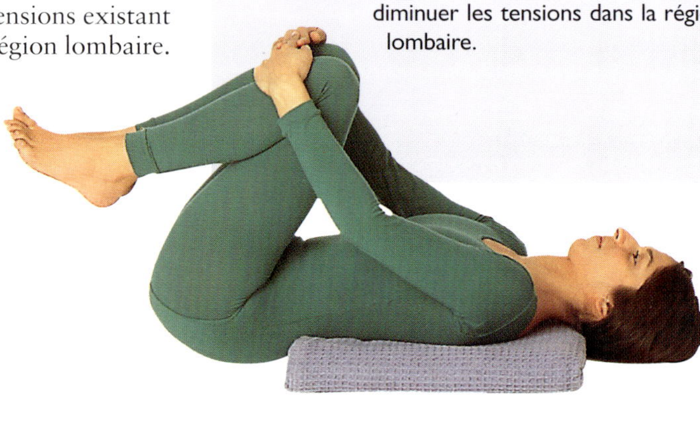

4

FLEXION AVANT, JAMBES TENDUES

Après une posture inversée, il est recommandé d'enchaîner par une flexion avant, même simple (p. 51).

■ Pour exécuter l'Étirement de l'ouest avec appui, asseyez-vous au bord de la pile de couvertures utilisée pour la Posture sur les épaules.

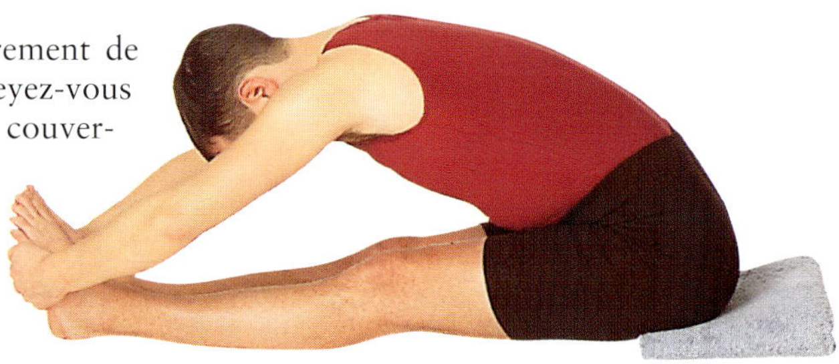

EN POSANT LA TÊTE

Il est reposant de pouvoir poser la tête lors d'une flexion avant, ce qui est toujours possible en position assise. Pour cela, aidez-vous d'un traversin (ou d'une couverture roulée) posé en travers de vos jambes.

■ En cas de raideur articulaire, posez la tête sur une chaise placée au-dessus de vos jambes.

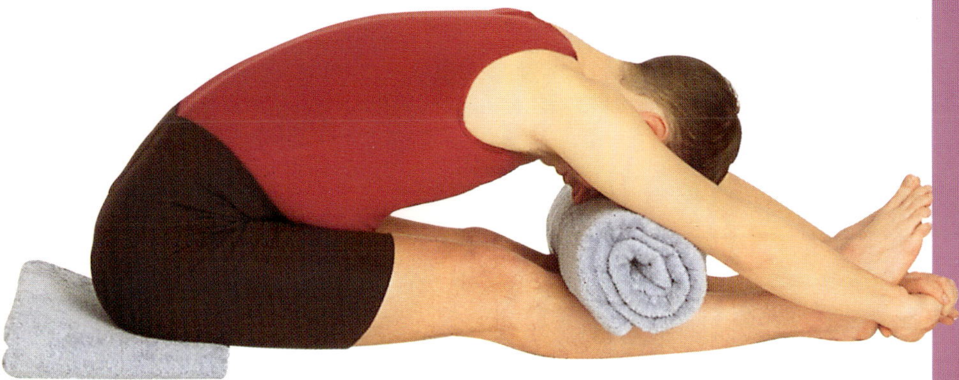

FLEXION AVANT, JAMBES CROISÉES

Asseyez-vous en tailleur (p. 40), éventuellement sur une couverture pliée, de façon à surélever les hanches.

■ Penchez-vous en avant et posez la tête sur un support. Cet étirement est particulièrement efficace après la posture du Pont (p. 64).

■ Pour finir, reposez-vous en Posture du cadavre (p. 76), après avoir ôté les couvertures pliées (sur lesquelles vous pouvez éventuellement poser la tête).

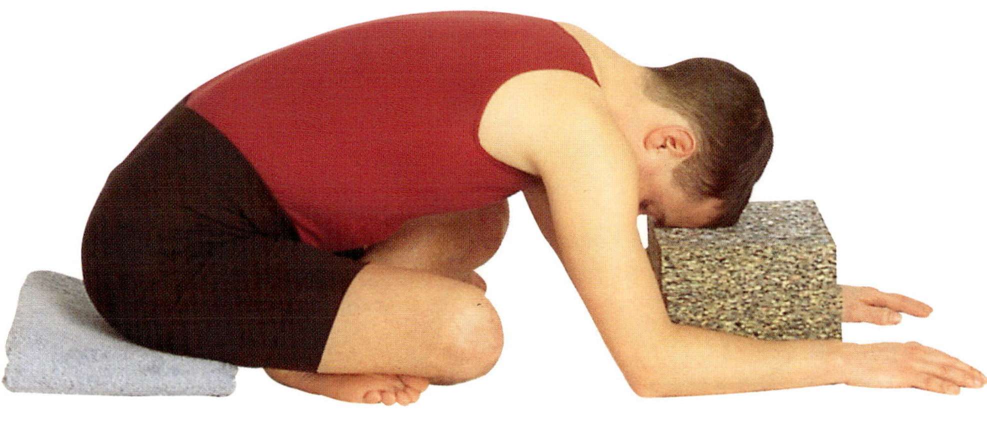

POSTURE DU CADAVRE

Sava se traduit par « cadavre » ou « mourant ». *Savasana* est donc une posture dans laquelle le corps est allongé, parfaitement immobile. Même la respiration se fait lente et légère, comme pour ne pas troubler la paix du gisant. A cette immobilité du corps correspond une parfaite tranquillité d'esprit – un état qui ne s'atteint toutefois qu'avec de la pratique.

La Posture du cadavre nous libère instantanément des tensions physiques ou mentales. Exécutée dans des conditions propres à la relaxation, elle permet, avec de la pratique, de se détendre dans n'importe quelle situation. Hautement appréciée, c'est une posture que l'on place généralement à la fin de la séance, de façon à en tirer le maximum de bienfaits, à dissiper la fatigue et à régénérer le corps ainsi que l'esprit.

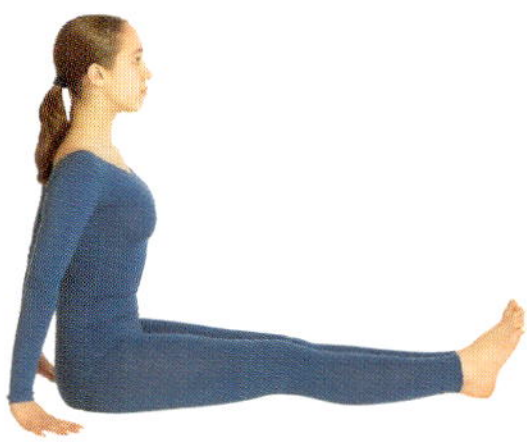

1 Asseyez-vous en posture du Bâton (p. 36). En prenant appui sur vos coudes, penchez-vous en arrière après avoir vérifié du regard que la position du corps était correcte.

CONDITIONS PROPICES

- Réfléchissez préalablement aux éléments qui favoriseront votre accès à un état conjuguant abandon et lucidité.
- Choisissez un endroit calme, sans lumière agressive ni courants d'air.
- Assurez-vous que vous aurez suffisamment chaud, sans pour autant vous emmitoufler dans des vêtements lourds ou incommodes.
- Allongez-vous sur un revêtement de sol souple, mais pas trop, telle une couverture de laine.

2 Étirez le buste et allongez-vous, la tête posée sur une couverture, le menton baissé. Le cou est étiré et décontracté.

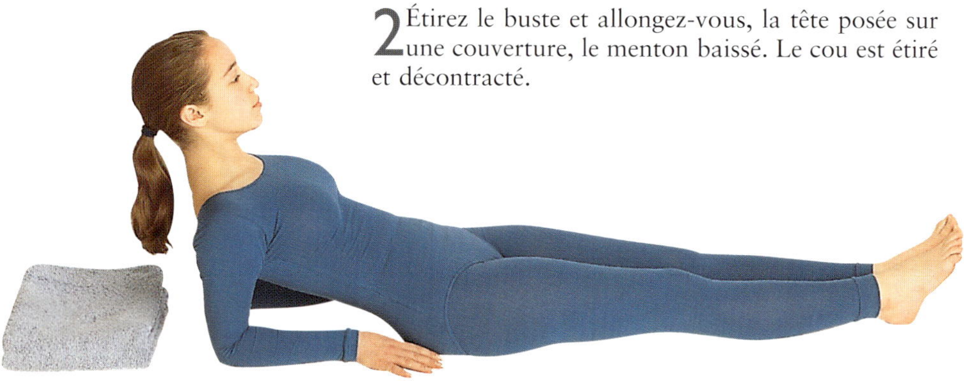

3 Allongez bras et jambes, et tournez les avant-bras de façon que les paumes des mains soient dirigées vers le haut. Les épaules sont abaissées et collées au sol, les bras légèrement écartés du corps. Décontractez-vous complètement, afin qu'il n'y ait aucune raideur dans les articulations. Pieds et jambes se tournent légèrement vers l'extérieur, et vous éprouvez une impression de confort. Fermez les yeux et détendez-vous le plus possible.

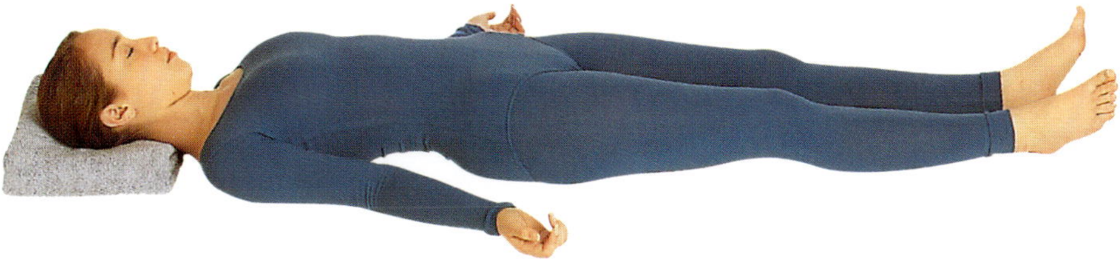

4 Après quelques respirations, votre souffle est déjà plus lent, plus calme, plus régulier. Vous ne devez ressentir aucune tension. Tenez la posture de 5 à 15 minutes, en continuant à respirer régulièrement et à vous détendre physiquement et mentalement.

5 Vous ne devez pas vous relever brutalement. Commencez par ouvrir les yeux, puis pliez les genoux et tournez-vous sur le côté. Si la détente a été complète ou prolongée, roulez de l'autre côté et attendez un peu avant de vous relever.

CONSEILS

Quand vous vous allongez, observez la position de votre corps. Si elle doit être rectifiée, faites-le aussitôt, mais en douceur, puis rallongez-vous sans plus vous en préoccuper.

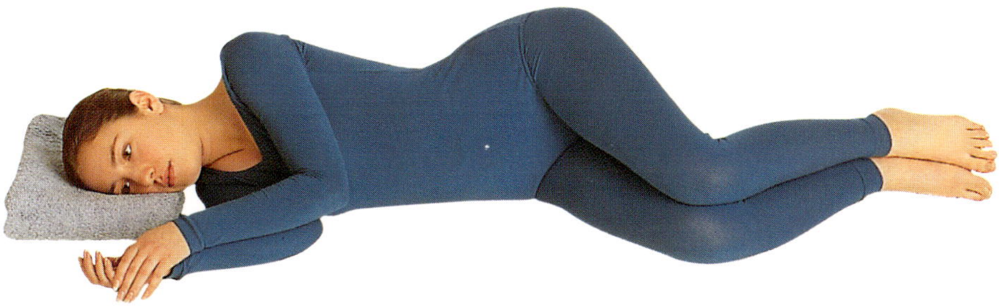

AVEC APPUI

- La position allongée est généralement confortable, mais il faut parfois prendre conseil auprès d'une personne expérimentée.
- Si vous ressentez des tensions dans la région lombaire, glissez une couverture roulée sous vos genoux ; vous détendrez ainsi le bas du dos.
- Si vous avez de la difficulté à vous concentrer, couvrez-vous les yeux d'un bandeau.
- Pour faciliter la décontraction, placez au niveau des tempes ou des yeux un bandeau ou un foulard qui ne soit pas trop serré.

RELAXATION

Le yoga comporte plusieurs postures qui procurent une détente à la fois physique et mentale. Pour un certain nombre d'entre elles, il s'agit de postures en position allongée, dans lesquelles le poids du corps est réparti sur une grande surface. La relaxation résulte parfois d'un étirement intense – fruit de la patience, de l'effort et d'une concentration soutenue, capables d'éliminer les tensions physiques et mentales. Certaines postures inversées ont également un effet calmant et revigorant. Quand le corps et l'esprit forment un tout harmonieux, la relaxation intervient systématiquement. Or, dans les moments de fatigue, il est parfois difficile d'exécuter certaines postures : là encore, la relaxation a un rôle à jouer.

REPOS, JAMBES SURÉLEVÉES

Dans cette variante de la Posture du cadavre (p. 76), les jambes sont posées sur une chaise, ce qui délasse particulièrement le dos.

1 Choisissez une chaise de hauteur adaptée à votre taille, en surélevant au besoin l'assise au moyen d'un coussin.

2 Allongez-vous, la tête posée sur une couverture pliée. Repliez les jambes et posez les mollets sur la chaise.

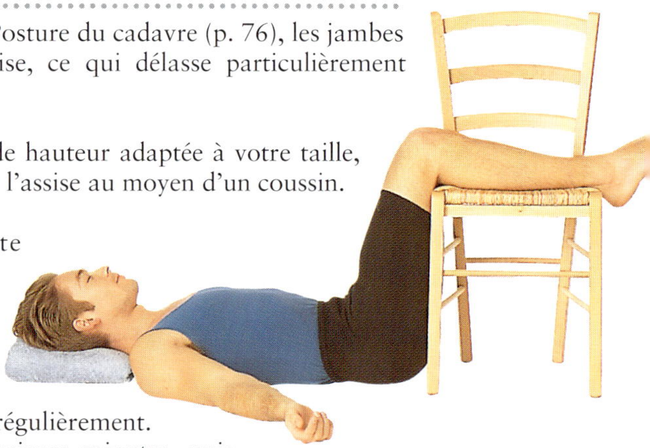

3 Yeux fermés, respirez régulièrement. Reposez-vous ainsi plusieurs minutes, puis retirez vos jambes de la chaise et basculez sur le côté avant de vous relever.

RELAXATION DU CORPS ET DE L'ESPRIT

Même pour les grands yogis, il est parfois difficile de parvenir à la paix de l'esprit lorsque les pensées et les émotions les assaillent. C'est la combinaison des postures (*asanas*) et des exercices respiratoires (*pranayama*) qui vous permettra de l'atteindre, tout en vous maintenant en bonne santé.

Grâce aux techniques de relaxation, vous éliminerez vos tensions physiques et psychologiques. Les exercices corporels et respiratoires vous aideront à vous décontracter et à retrouver de l'énergie, ce qui vous sera plus facile si vous avez une bonne hygiène de vie. Laissez-vous guider par la compassion et la sagesse, vous en découvrirez bientôt tous les bienfaits.

RELAXATION TOTALE

■ Prenez la Posture du cadavre : ne bougez plus et efforcez-vous de respirer régulièrement. Concentrez-vous et notez les points de contact entre votre corps et le sol sur lequel vous reposez.

■ Décontractez l'arrière du corps, puis l'avant. Sans faire le moindre geste, identifiez mentalement les zones encore tendues.

■ Relâchez les muscles du dos, depuis les hanches jusqu'aux épaules, de façon qu'ils ne se contractent plus ni en longueur ni en largeur.

■ Détendez thorax et abdomen.

■ Décontractez les pieds – plantes, orteils, dessus du pied – et les jambes : les muscles doivent devenir flasques.

■ Détendez les bras et les mains, en laissant les doigts se refermer doucement sur les paumes.

■ Décontractez la nuque et la gorge.

■ Détendez le cuir chevelu, la zone temporale et les muscles du visage.

■ Fermez les yeux en abaissant doucement la paupière supérieure sur l'inférieure, sans remuer les globes oculaires ni les sourcils.

■ Laissez la langue reposer sur le palais et décontractez les mâchoires.

■ Si vous ne parvenez pas à décontracter une région donnée, ne vous obstinez surtout pas : passez à une autre zone.

■ Continuez à respirer calmement, de façon que la paix de l'esprit s'installe et corresponde à l'immobilité de la posture.

APRÈS UNE SÉANCE

■ Selon la posture pratiquée, vous vous retrouverez en fin de séance reposé(e) et tout à fait paisible, ou débordant(e) d'énergie. Observez les effets de chaque posture et choisissez la vôtre en fonction de vos besoins.

■ Reprenez vos activités en douceur.

■ Attendez, si possible, une demi-heure avant de manger.

EN CAS D'ÉCHEC

Parfois, vous ne réussirez pas à vous détendre totalement, ni mentalement ni physiquement, ou bien vous vous endormirez. Dans l'un et l'autre cas, surtout ne vous tourmentez pas inutilement : en effet, la relaxation est l'un des exercices les plus difficiles du yoga.

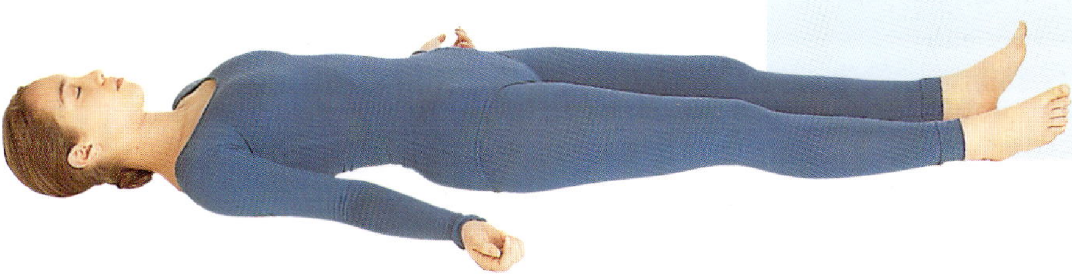

4

RESPIRATION ET MÉDITATION

La respiration varie selon la position du corps. Si vous parvenez à vous concentrer sur votre souffle et à le contrôler, comme s'il était partie intégrante d'une posture, vous tirerez le plus grand profit de l'exercice. Apprendre à se concentrer est essentiel pour qui veut aborder la méditation.

On connaît bien les postures de méditation classiques, telles que le Lotus *(Padmasana)*, mais toute posture de yoga est propre à la méditation. En revanche, certaines attitudes permettent mieux que d'autres de se maintenir dans un état de relaxation consciente. Quand vous vous installez dans une posture, vous continuez à respirer (les quelques cas où l'on retient sa respiration ne sont pas abordés ici), mais chaque position détermine votre manière de respirer, puisque le volume de la cage thoracique dépend des mouvements du diaphragme – muscle séparant thorax et abdomen.

Pour pouvoir contrôler votre respiration, et par là même votre vie intérieure, il faut avoir pleinement conscience des processus en jeu. Il est plus facile d'y parvenir avec des exercices simples, qui placent le corps dans une position de détente.

POSTURE DU CADAVRE AVEC APPUI

Il s'agit là d'une variante de la posture présentée page 76, dans laquelle le haut du corps est surélevé, ce qui permet à l'air d'emplir les poumons, facilitant ainsi respiration et relaxation.

■ Empilez des couvertures, de façon à surélever la tête et le dos, et à laisser les bras à l'extérieur, pour qu'ils ne gênent pas la respiration.

■ Asseyez-vous en vous appuyant contre la pile, puis allongez-vous sur le dos, le cou allongé et complètement détendu. Étirez bras et jambes, paumes vers le haut, bras légèrement écartés du corps.

■ Décontractez les muscles des bras et des jambes, et fermez les yeux. Détendez les muscles du visage et prenez conscience de votre respiration, qui doit devenir lente et profonde.

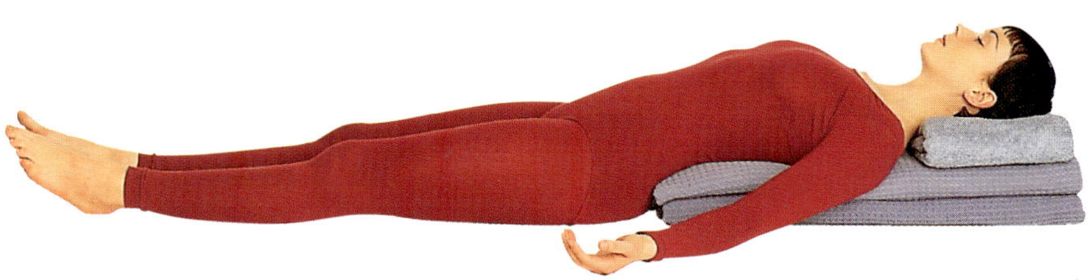

OBSERVEZ VOTRE RESPIRATION

■ **Ne contrôlez plus votre souffle.** Commencez par vous détendre pour éliminer les tensions. Prenez conscience de la position de votre corps et laissez-le s'enfoncer dans les couvertures. La respiration se ralentit alors tout naturellement. Observez attentivement le phénomène en vous efforçant de ne pas modifier votre rythme respiratoire.

■ **Prenez conscience de votre respiration.** Mettez tous vos sens à contribution pour noter ce qui se produit pendant les échanges gazeux. Essayez d'évaluer la température de l'air que vous inhalez : a-t-il une odeur ? du goût ? Efforcez-vous de le suivre à la trace ; en élargissant ainsi votre perception, vous pourrez observer les réactions des diverses parties du corps au passage de l'air.

■ **Écoutez votre respiration.** Le bruit d'une respiration lente est toujours faible, mais il est possible de percevoir des différences entre l'inspiration et l'expiration. En vous mettant à l'écoute de ce qui se passe en vous, vous améliorerez la qualité de votre relaxation. Gardez le regard tourné vers votre poitrine pour reposer vos yeux et être plus concentré(e).

■ **Éliminez les tensions.** Des tensions peuvent se manifester alors que vous observez votre respiration ; notez-les. Il arrive que la tête tombe en arrière dans l'inspiration, que les yeux tournent et que les épaules se nouent, quand il ne s'agit pas de l'estomac ou des mains. Notez toutes ces tensions et éliminez-les, si possible, avant de reporter votre attention sur le souffle.

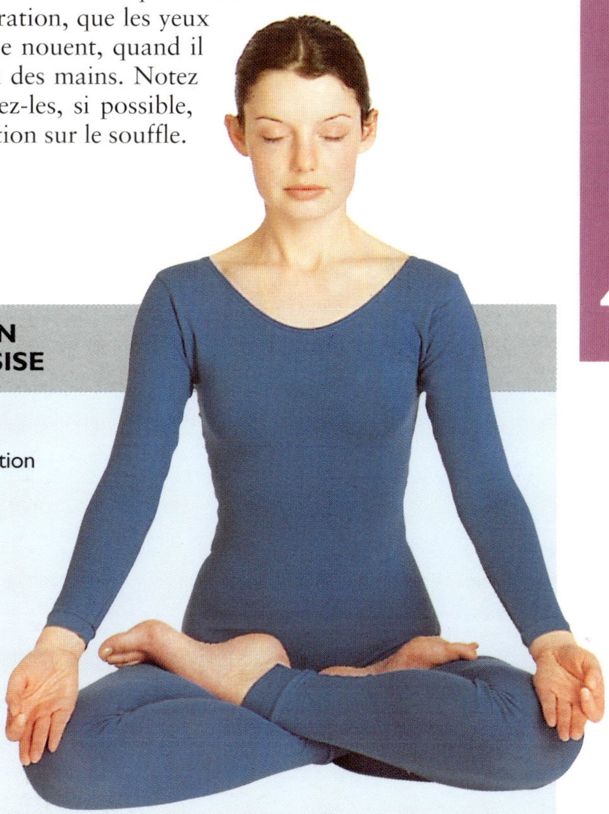

LA RESPIRATION EN POSITION ASSISE

Vous pouvez aussi apprendre à contrôler votre souffle en position assise ou debout : il s'agit là d'excellents exercices pour se préparer à la méditation.

4

CONTRÔLE DE LA RESPIRATION

Le contrôle de la respiration se dit en sanskrit *pranayama*. *Prana* désigne la respiration, mais également le vent, l'énergie cosmique, la force vitale ou encore l'esprit. *Ayama* signifie l'extension, la régulation, la contrainte et le contrôle. Le *pranayama* est donc une technique respiratoire, qui apprend à contrôler son souffle, et donc l'énergie vitale sans laquelle il n'est pas d'action, de pensée ni de sentiment. Cette technique est extrêmement efficace et c'est pourquoi, dans les textes anciens, la régulation de la respiration est assimilée au domptage d'une bête féroce.

QUAND ET COMMENT S'EXERCER

- Installez-vous dans un endroit calme, propre et bien aéré.
- De préférence, faites vos exercices de *pranayama* le matin, après la toilette, mais avant le petit déjeuner.
- N'entreprenez pas ces exercices immédiatement après une activité intense (y compris le yoga) ou perturbante.
- Ne les pratiquez pas non plus si vous vous sentez déprimé(e) ou angoissé(e), et préférez-leur des postures qui soient propres à vous remettre de bonne humeur.
- Si vous vous sentez tendu(e) ou si la panique vous envahit en cours de *pranayama*, reprenez une respiration normale et reposez-vous.
- Exercez-vous en position allongée surélevée (p. 80). Au début, ne dépassez pas quelques minutes. En fin d'exercice, reposez-vous en Posture du cadavre (p. 76) et terminez là la séance.

Attention

- Les *asanas* préparent le corps et l'esprit aux techniques respiratoires. Pratiquez-les pendant plusieurs mois avant d'aborder le *pranayama*. Certaines personnes ne parviennent d'ailleurs pas sans aide à contrôler leur souffle.
- Ne sous-estimez pas les effets de ces exercices, et ne les pratiquez intensément que sous la direction d'un professeur de yoga.
- Signalez à votre professeur toute grossesse ou maladie éventuelle. Les exercices durant lesquels on retient son souffle exigent la plus grande prudence.
- Interrompez aussitôt l'exercice si vous avez une impression de poids sur la poitrine ou une sensation d'échauffement dans la tête, ou en cas de gêne respiratoire.

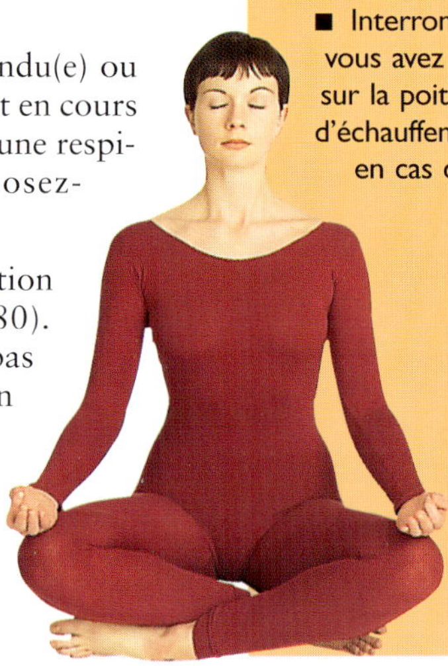

QUELLES POSTURES ?

Avec de l'expérience, on peut pratiquer le *pranayama* en position assise ou debout, en Lotus (p. 95), en Héros (p. 36), en Angle tenu (p. 41) ou en Posture facile (p. 40). Les postures doivent être parfaitement exécutées pour que, durant tout l'exercice, le poids du corps soit uniformément réparti, et la colonne vertébrale en extension.

L'apprentissage d'une posture assise propice au *pranayama* ne peut se faire qu'avec l'aide d'un professeur, de sorte que, dans le cadre de cet ouvrage, on s'en tiendra aux postures en position allongée.

RETENIR SON SOUFFLE

Allongez-vous sur le dos, les yeux clos, en Posture du cadavre avec appui (p. 80). Reposez-vous quelques minutes en observant votre souffle. Dès que vous êtes parfaitement détendu(e), exercez-vous à prolonger l'inspiration, puis l'expiration, en suivant les instructions ci-dessous. Veillez à bien répartir l'air dans vos poumons. Respirez par le nez.

1 **Inspiration normale ; expiration lente contrôlée.** Commencez par vider vos poumons, plus complètement que d'ordinaire, mais sans effort. Inspirez normalement. Soufflez lentement et régulièrement, de façon à prolonger la durée de l'expiration, mais toujours sans forcer. Inspirez normalement. Soufflez lentement et profondément. Reproduisez cet enchaînement pendant 5 minutes. Après quelques courtes expirations, reprenez une respiration normale et reposez-vous.

2 **Expiration normale ; inspiration lente contrôlée.** Après avoir effectué une expiration complète, inspirez lentement et régulièrement. Ne gonflez pas l'abdomen, mais laissez la cage thoracique se dilater vers le haut, l'avant et les côtés. Après une expiration normale, inspirez à nouveau lentement, en contrôlant votre souffle, mais en restant détendu(e). Expirez normalement. Reproduisez cet enchaînement pendant 5 minutes, puis reposez-vous. Dans un premier temps, l'exercice peut s'arrêter là. Ne passez à l'étape suivante que lorsque vous l'aurez parfaitement assimilé.

3 **Respiration lente et contrôlée.** Après vous être allongé(e), détendu(e), et avoir observé votre respiration, videz complètement vos poumons. Inspirez lentement et régulièrement, puis expirez de la même manière. Répétez pendant 5 minutes cet enchaînement d'inspirations et d'expirations. Terminez l'exercice sur une expiration, puis reprenez une respiration normale et reposez-vous. Basculez doucement sur le côté, de façon à pouvoir retirer les couvertures glissées sous votre dos. Rallongez-vous, une couverture pliée sous la tête, et reposez-vous quelques minutes en Posture du cadavre. Rouvrez les yeux, repliez les genoux, puis basculez sur le côté droit. Au bout de quelques instants, basculez sur le côté gauche, marquez une pause, puis relevez-vous.

POSITION DE MÉDITATION

La méditation intervient à partir du moment où la concentration est soutenue et où l'esprit, totalement absorbé par l'objet de la contemplation, sourd aux sollicitations extérieures, est en éveil et pleinement actif. C'est un état que l'on n'atteint que difficilement, même en bénéficiant des encouragements et des conseils d'un professeur expérimenté.

Le yogi confirmé peut méditer dans n'importe quelle posture, indépendamment de l'heure, du lieu ou de l'activité. Il n'en reste pas moins qu'une posture équilibrée, dans laquelle le dos est droit et le corps détendu, contribue à créer les conditions de la méditation. Il peut s'agir de la Posture facile (p. 40) ou de la Posture parfaite décrite ici : *Siddhasana*.

LA POSTURE PARFAITE : SIDDHASANA

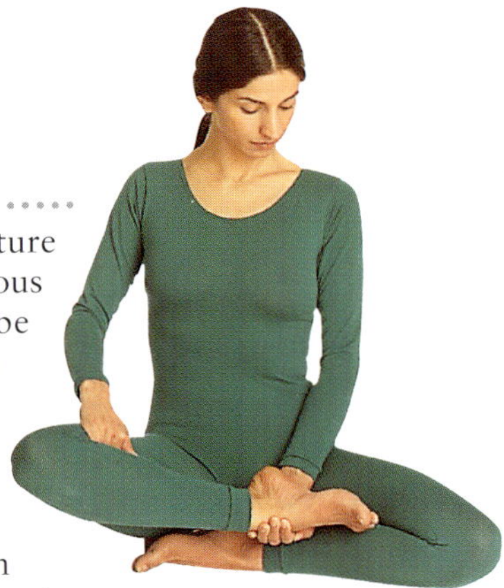

1 Asseyez-vous sur le sol, ou sur une couverture pliée si vous souffrez de coxarthrose ou si vous avez tendance à vous cambrer. Pliez la jambe gauche et collez le genou au sol pour amener la plante du pied contre la cuisse droite et le talon au périnée.

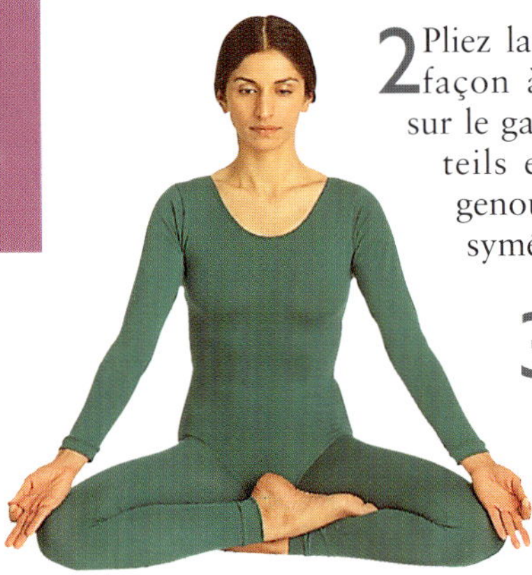

2 Pliez la jambe droite de façon à amener le talon sur le gauche et à en coincer les orteils entre le mollet et la cuisse gauches. Les genoux sont largement écartés, les talons dans l'axe de symétrie du corps, le dos est en extension.

3 Étirez les bras et posez le dos des mains sur les genoux. Vous pouvez aussi joindre le pouce et l'index en *Jnana mudra* – le geste de la connaissance.

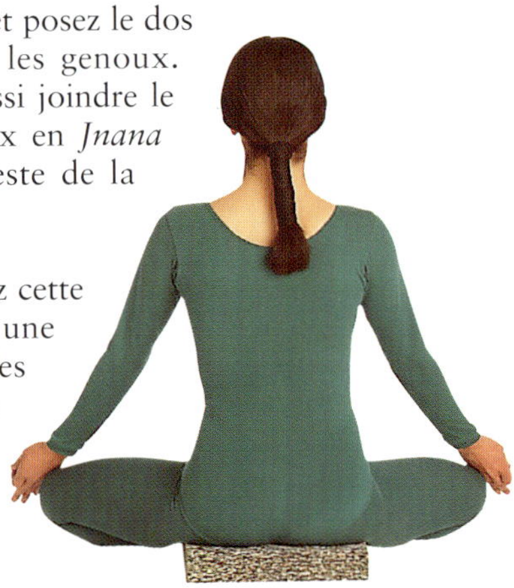

4 Si vous incluez cette posture dans une séance, refaites-la en inversant la position des jambes. Si vous la prenez à titre de posture de méditation ou d'exercice respiratoire, il est inutile d'inverser la position des jambes en cours de séance. A la place, fermez les yeux et tournez votre regard vers l'intérieur.

ÉTIREMENTS PRONONCÉS

5

ÉTIREMENTS PRONONCÉS

Ce chapitre aborde des postures plus difficiles que les précédentes, qui requièrent davantage de robustesse et de souplesse, une meilleure coordination, un excellent sens de l'équilibre et une profonde compréhension du mode d'action des asanas *sur le corps et l'esprit. Pour éviter tout incident, demandez à un professeur de s'assurer que vous les exécutez correctement. Même si certaines de ces postures vous semblent faciles, n'en négligez pas pour autant les* asanas *de base, qui préparent le corps à un travail plus poussé, développent le jugement et la sensibilité tout en conduisant à la sérénité.*

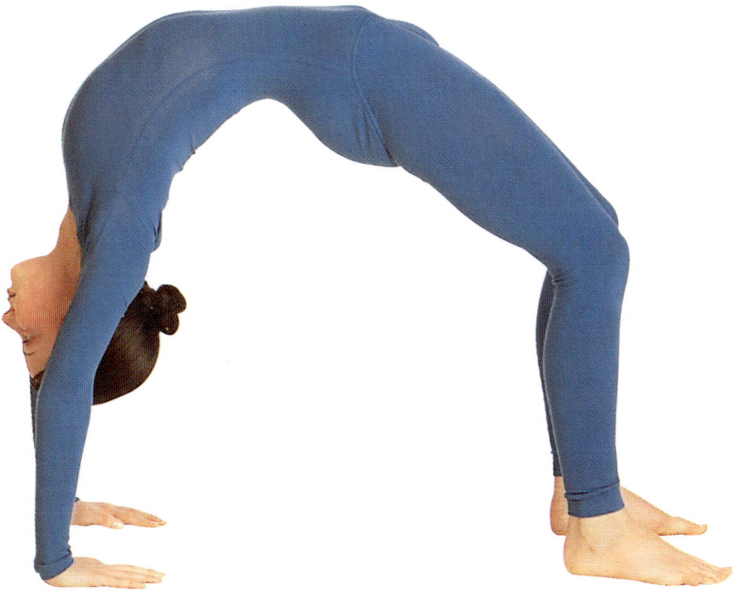

POSTURE SUR LA TÊTE

La Posture sur la tête, ou *Sirsasana*, est souvent appelée le « père » des postures, ce qui dit assez son importance. La tête est considérée comme le siège de l'âme, le réceptacle de la sagesse et de la connaissance. Quand on est en position debout, elle se rapproche du soleil, source de lumière et d'énergie ; lorsqu'on prend appui sur elle, elle devient notre base – en *Sirsasana*, nos actes doivent se fonder sur l'intelligence et l'harmonie.

Vous devez maîtriser parfaitement la Posture sur les épaules (p. 68) avant d'aborder celle-ci, sous peine de risquer de vous blesser. Les instructions données ici concernent *Salamba Sirsasana*, la posture effectuée avec l'aide des bras ; toutefois, l'absence de mur exige un excellent sens de l'équilibre. Mieux vaut donc faire votre apprentissage sous la direction d'un professeur.

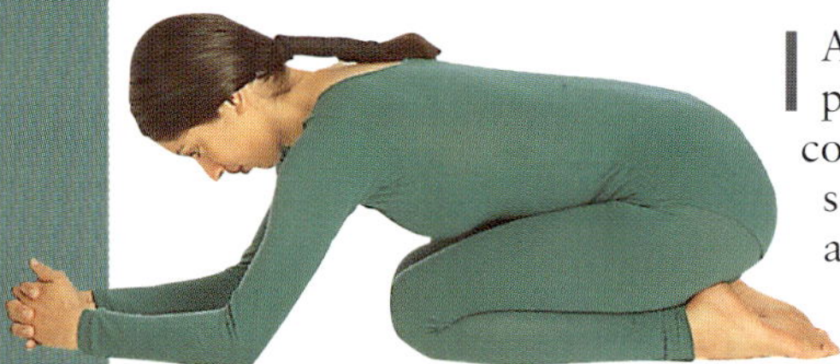

1 Agenouillez-vous devant une couverture pliée. Posez les bras sur la couverture, coudes alignés dans l'axe des épaules. Croisez étroitement les doigts, pouces au-dessus, avant-bras, poignets et mains fortement appliqués sur le sol.

2 Posez le sommet du crâne entre vos bras, de façon que l'arrière de la tête touche la paume des mains. Ne laissez pas votre cou s'affaisser.

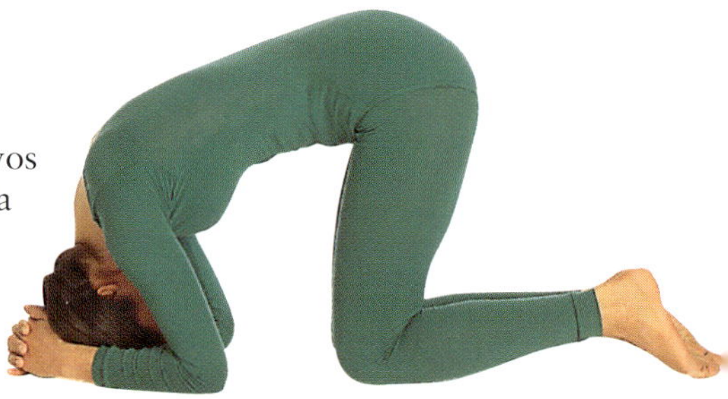

Attention

■ Les conseils d'un yogi expérimenté sont toujours bienvenus, mais c'est plus particulièrement vrai lorsqu'il s'agit des étirements prononcés, qui comportent des risques de blessure s'ils sont mal exécutés. Demandez à un professeur d'examiner la manière dont vous réalisez ces postures.

■ Le cou est une région particulièrement fragile, de sorte que l'exécution de la Posture sur la tête doit respecter certaines règles de prudence. Lorsque vous l'effectuez, il vous est impossible de voir si votre corps est bien placé ; demandez donc à un tiers expérimenté de s'en assurer.

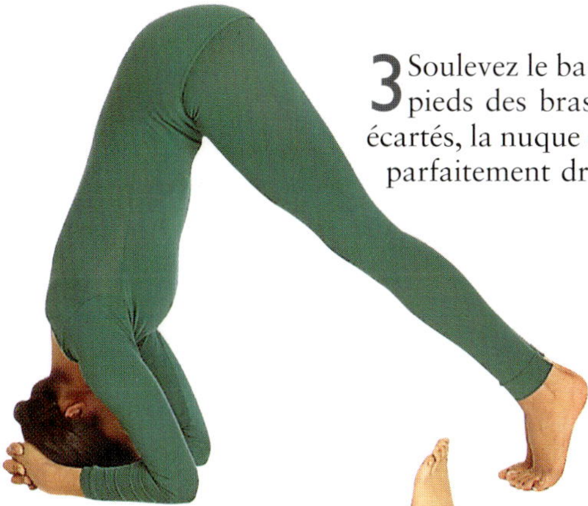

3 Soulevez le bassin et rapprochez les pieds des bras. Les bras sont bien écartés, la nuque est étirée, le dos parfaitement droit.

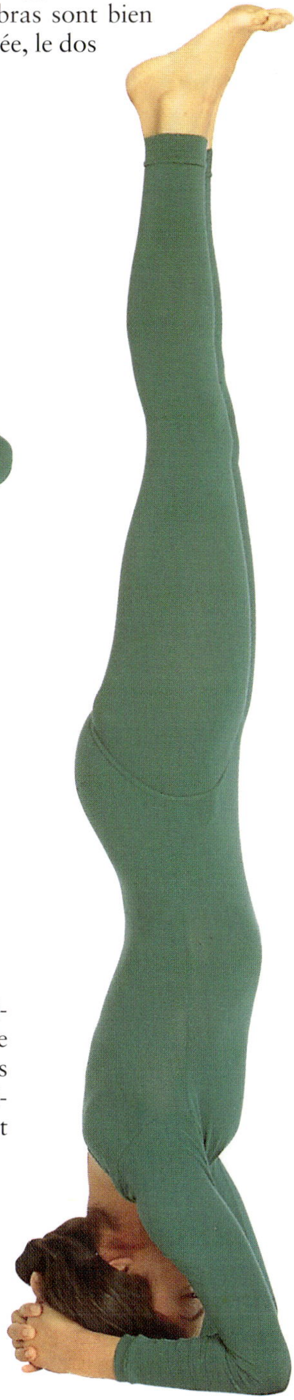

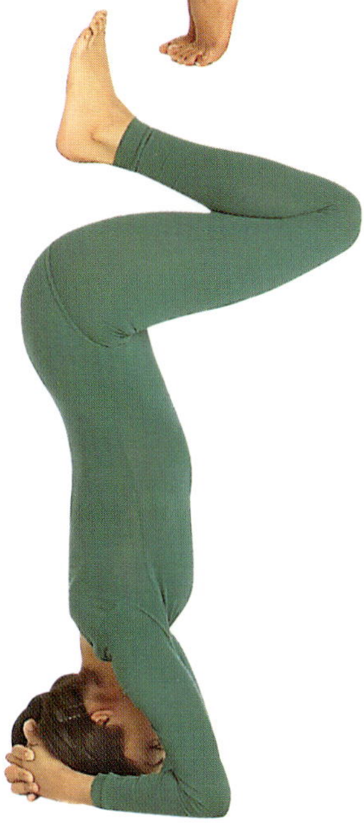

4 Levez les deux jambes ensemble et trouvez la position d'équilibre.

5 Redressez progressivement les jambes. Étirez le corps en gardant la tête fortement appliquée contre les avant-bras, des coudes aux poignets. Maintenez l'étirement en écartant les épaules (pas les coudes), de façon à éviter tout inconfort ou toute douleur dans le cou et la tête. Chevilles, hanches et cou sont alignés ; ni les côtes flottantes ni le coccyx ne doivent rompre cet alignement.

6 Tenez la posture quelques minutes sans forcer. Repliez ensuite les genoux et posez les pieds sur le sol. Reposez-vous quelques instants, tête en bas, avant de vous relever. Si votre dos est suffisamment musclé, vous pouvez abaisser les jambes sans les plier.

FLEXIONS AVANT DEBOUT

Sont proposées ici deux variantes de la flexion de base (pp. 28-29), destinées à des personnes particulièrement souples. Bien exécutées, elles permettent un étirement complet des jambes et du dos.

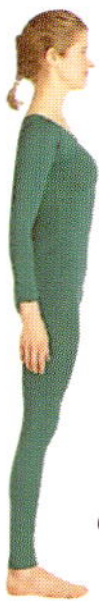

EN SAISISSANT LES GROS ORTEILS : PADANGUSTHASANA

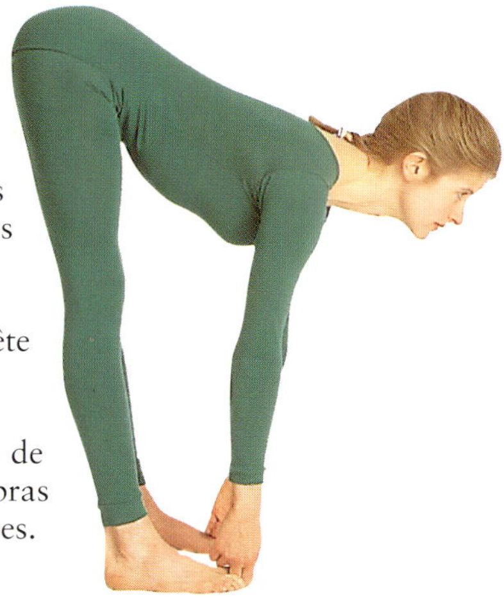

1 Placez-vous en posture de la Montagne (p. 12).

2 Étirez le buste et penchez-vous en avant en expirant. Saisissez les gros orteils entre le pouce et l'index, paumes tournées l'une vers l'autre.

3 Inspirez, tendez bras et jambes, levez la tête et creusez les reins.

4 Jambes tendues, contractez les muscles de l'avant des cuisses. Expirez en pliant les bras pour rapprocher la tête et le buste des jambes.

5 Gardez la posture de 20 à 30 secondes, en respirant régulièrement, puis relevez la tête et revenez en position 3 (cambrée). Lâchez les orteils et redressez-vous.

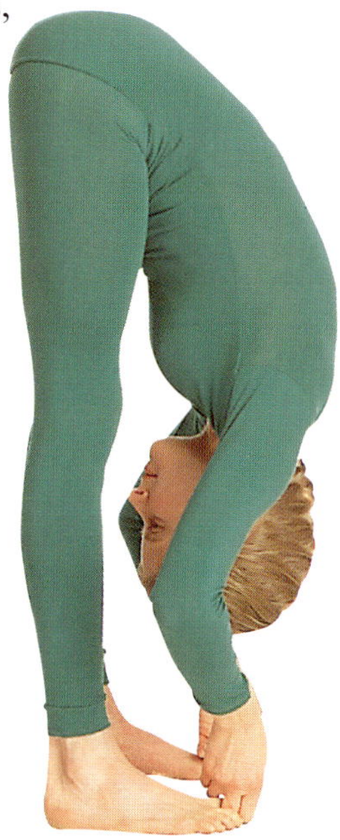

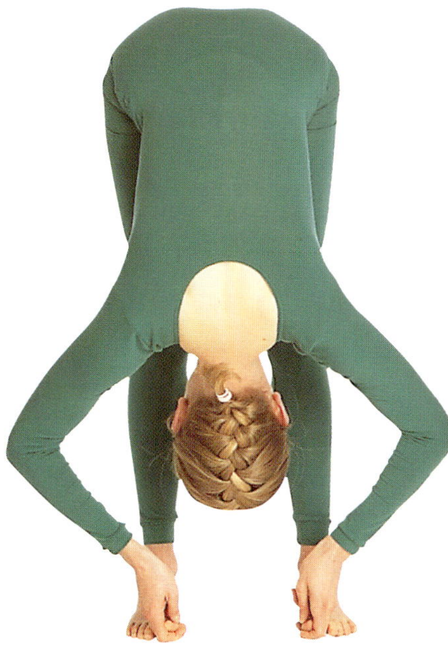

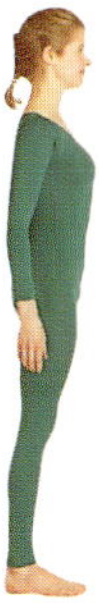

EN TOUCHANT LE SOL : UTTANASANA

1 Placez-vous en posture de la Montagne (p. 12).

2 Étirez le buste et expirez en vous penchant en avant pour aller poser les doigts ou les paumes sur le sol, de part et d'autre des pieds. Dans l'inspiration, tendez bras et jambes, levez la tête et cambrez la taille.

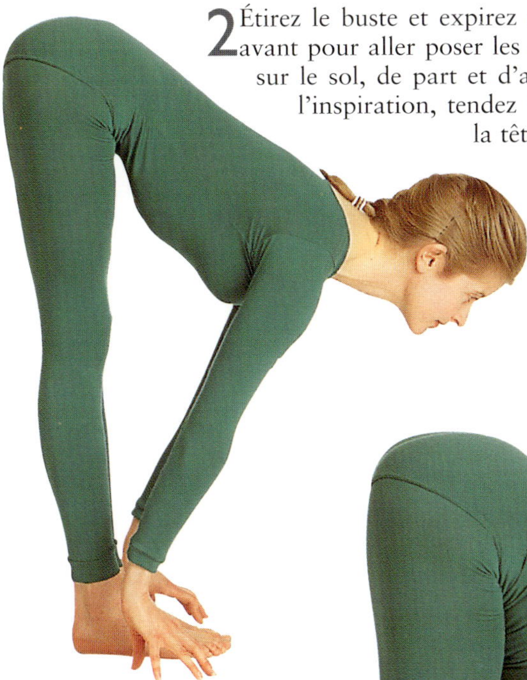

3 Jambes tendues, contractez les muscles de l'avant des cuisses. Expirez en pliant les bras et en rapprochant le visage et le buste des jambes autant que vous le pourrez sans forcer.

4 Gardez la posture de 20 à 30 secondes, en respirant régulièrement, relevez la tête et revenez à la position 2 (cambrée), puis redressez-vous.

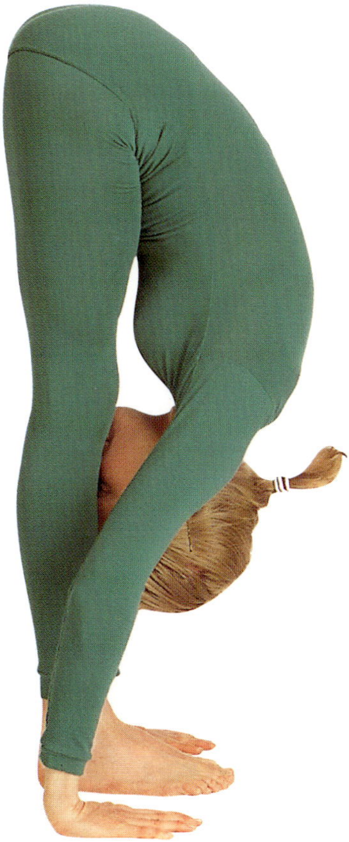

CROISSANT DE LUNE

Cette posture – *Ardha Chandrasana* – doit son nom à sa forme. Au niveau symbolique, tout comme la lumière lunaire chasse l'obscurité, *Ardha Chandrasana* fait reculer l'ignorance. Par ailleurs, la lune diffuse une lumière réfléchie – ce qui nous rappelle qu'il est possible de puiser à une source d'énergie et de la restituer sans se consumer. Le Croissant de lune, qui exige contrôle et mobilité, a des effets apaisants et peut soulager certaines douleurs dorsales.

CONSEIL

L'équilibre est beaucoup plus facile à tenir si vous ne levez pas le bras et si vous ne tournez pas la tête vers le haut.

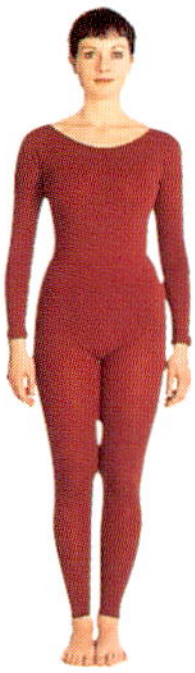

1 Placez-vous en posture de la Montagne (p. 12).

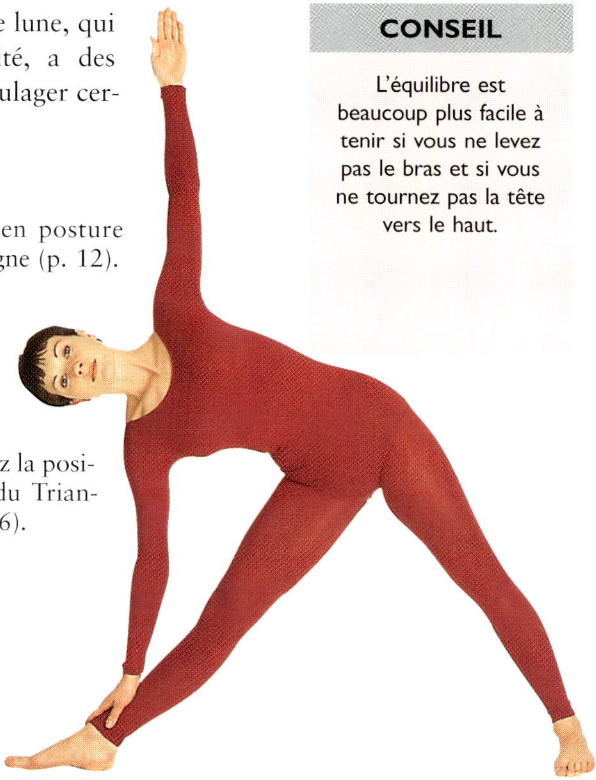

2 Prenez la position du Triangle (p. 16).

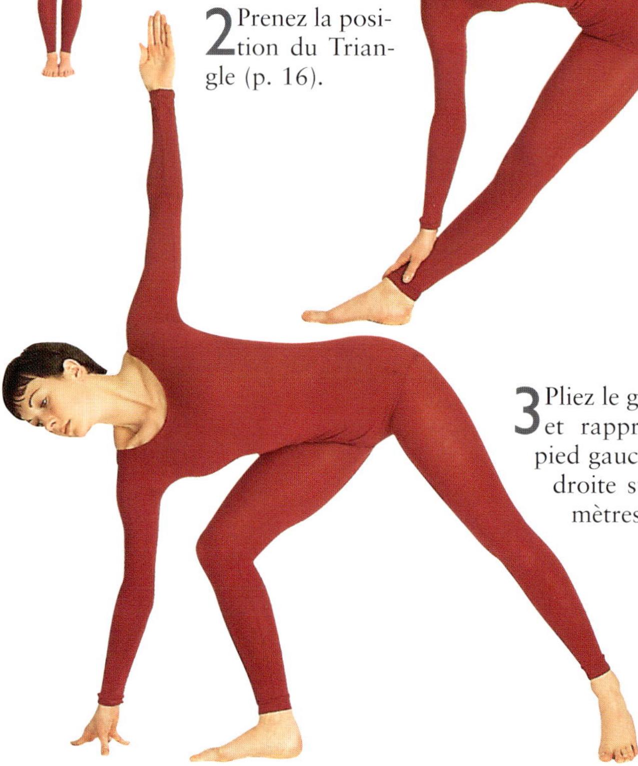

3 Pliez le genou droit sur le côté et rapprochez légèrement le pied gauche en posant la main droite sur le sol, à 30 centimètres environ du pied.

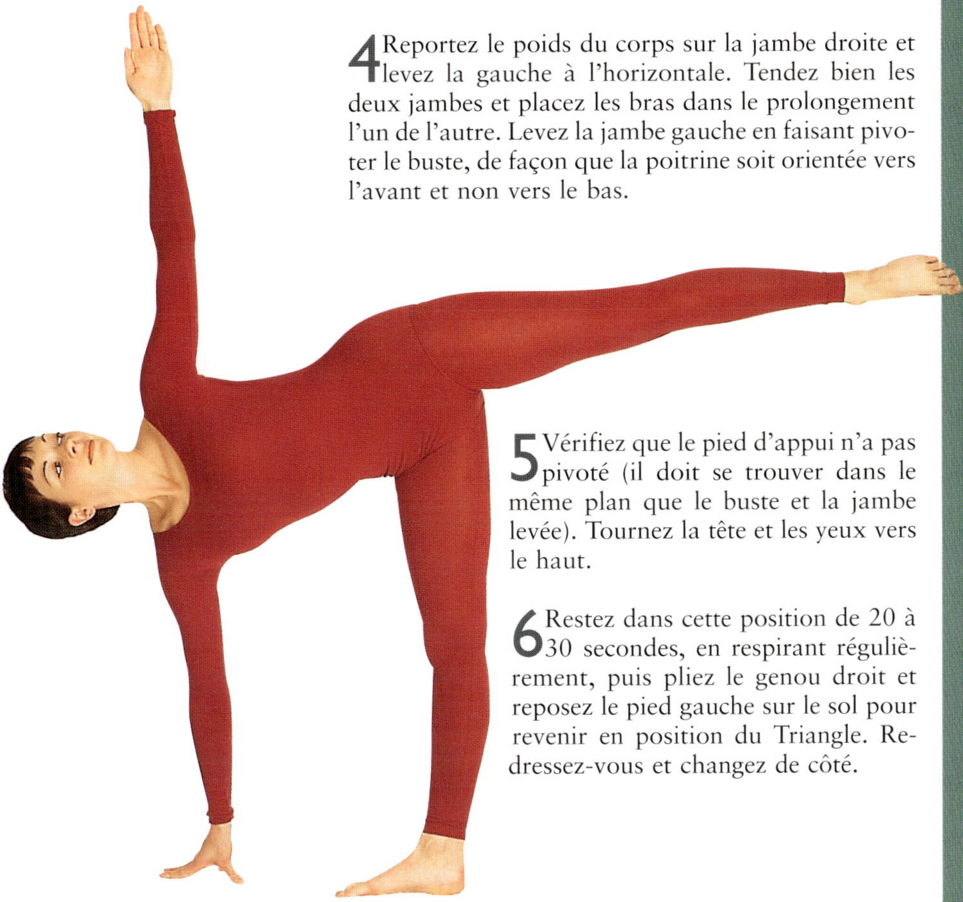

4 Reportez le poids du corps sur la jambe droite et levez la gauche à l'horizontale. Tendez bien les deux jambes et placez les bras dans le prolongement l'un de l'autre. Levez la jambe gauche en faisant pivoter le buste, de façon que la poitrine soit orientée vers l'avant et non vers le bas.

5 Vérifiez que le pied d'appui n'a pas pivoté (il doit se trouver dans le même plan que le buste et la jambe levée). Tournez la tête et les yeux vers le haut.

6 Restez dans cette position de 20 à 30 secondes, en respirant régulièrement, puis pliez le genou droit et reposez le pied gauche sur le sol pour revenir en position du Triangle. Redressez-vous et changez de côté.

AVEC APPUI

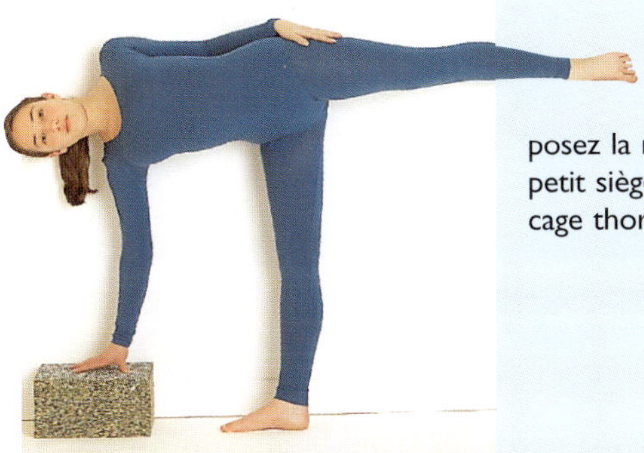

■ Si vous avez du mal à tenir l'équilibre ou à ne pas bouger, adossez-vous à un mur. Appuyez la tête, les épaules et le pied levé contre la paroi, ainsi qu'une partie du fessier. Le pied d'appui se placera à quelques centimètres seulement du mur, parallèlement à lui.

■ En cas de raideurs articulaires, posez la main sur un bloc de mousse (ou un petit siège), de façon à ne pas comprimer la cage thoracique et à garder les jambes tendues.

TRIANGLE INVERSÉ

On s'en doute, cette posture offre de nombreuses ressemblances avec le Triangle (p. 16), mais elle est plus difficile du fait de la torsion du buste. Son nom vient du sanskrit *Parivrtta Trikonasana*, qui signifie également revenir à une activité ou la poursuivre – une manière de rappeler qu'il faut réapprendre sans cesse les leçons du Triangle.

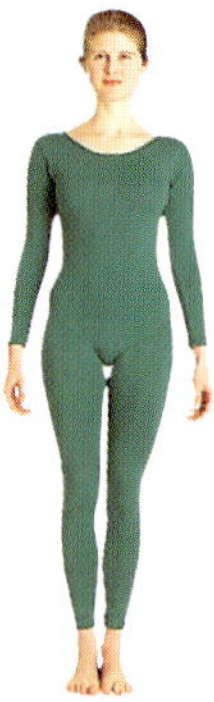

1 Placez-vous en posture de la Montagne (p. 12).

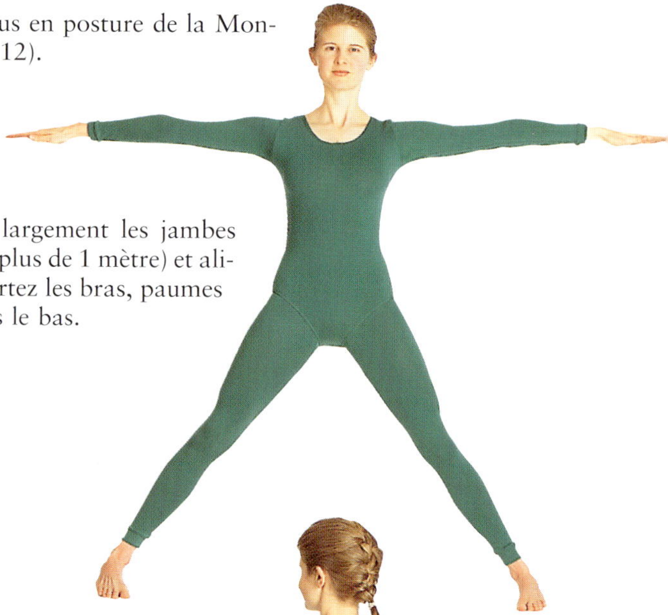

2 Écartez largement les jambes (un peu plus de 1 mètre) et alignez-les. Écartez les bras, paumes tournées vers le bas.

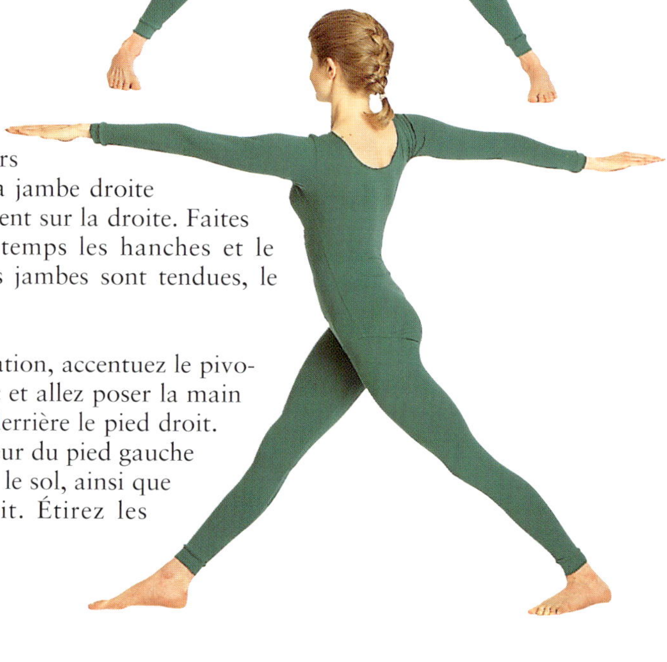

3 Tournez le pied gauche vers l'intérieur (45°) ; la jambe droite bascule complètement sur la droite. Faites pivoter en même temps les hanches et le buste à droite. Les jambes sont tendues, le dos est droit.

4 Dans une expiration, accentuez le pivotement du tronc et allez poser la main gauche sur le sol, derrière le pied droit. Le talon et l'extérieur du pied gauche prennent appui sur le sol, ainsi que le gros orteil droit. Étirez les jambes et le buste.

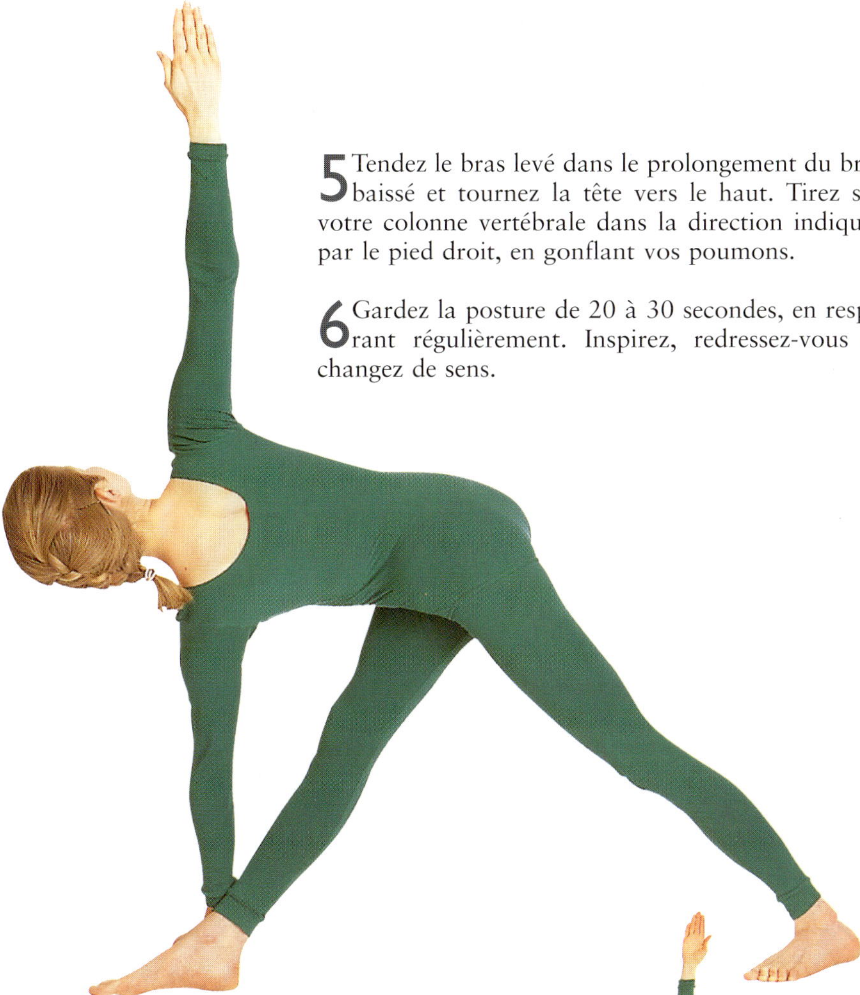

5 Tendez le bras levé dans le prolongement du bras baissé et tournez la tête vers le haut. Tirez sur votre colonne vertébrale dans la direction indiquée par le pied droit, en gonflant vos poumons.

6 Gardez la posture de 20 à 30 secondes, en respirant régulièrement. Inspirez, redressez-vous et changez de sens.

AVEC APPUI

- Cet exercice fait beaucoup de bien, même si vous ne parvenez pas à poser la main sur le sol. Le cas échéant, posez-la sur un bloc de mousse ou sur un petit siège placé derrière le pied sur lequel vous vous penchez.
- Vous pouvez aussi plaquer les talons contre un mur, y appuyer le dos lors de la torsion, ou encore vous placer de façon à pivoter vers la paroi et à y poser la main levée.

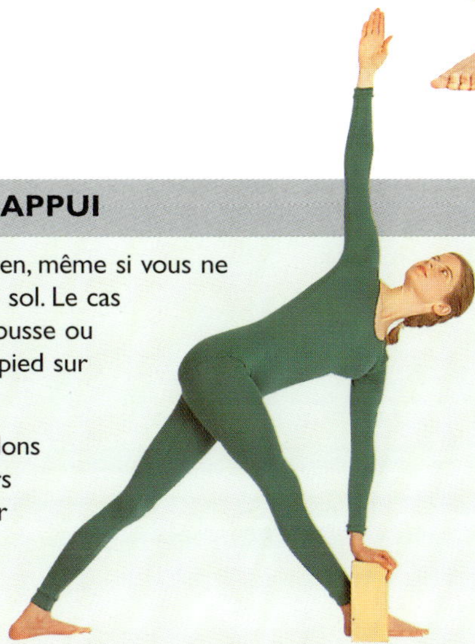

BATEAU

Cette posture doit son nom de *Navasana* à sa forme : en sanskrit, *nava* signifie « bateau » ou « barque ». Deux variantes sont décrites ici : *Paripurna*, la posture complète, et *Ardha*, la demi-posture. Toutes deux développent les muscles abdominaux et lombaires, mais *Paripurna Navasana* exige plus de souplesse, et *Ardha Navasana* demande de bons abdominaux. Interrompez aussitôt l'exercice en cas de douleurs lombaires ; si ce n'est pas le cas, persévérez !

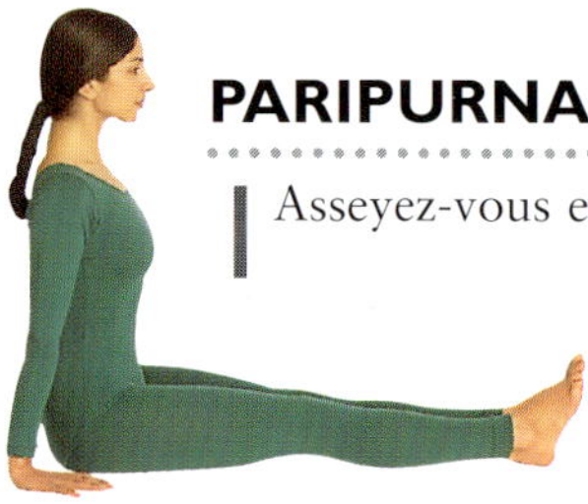

PARIPURNA NAVASANA

1 Asseyez-vous en posture du Bâton (p. 36).

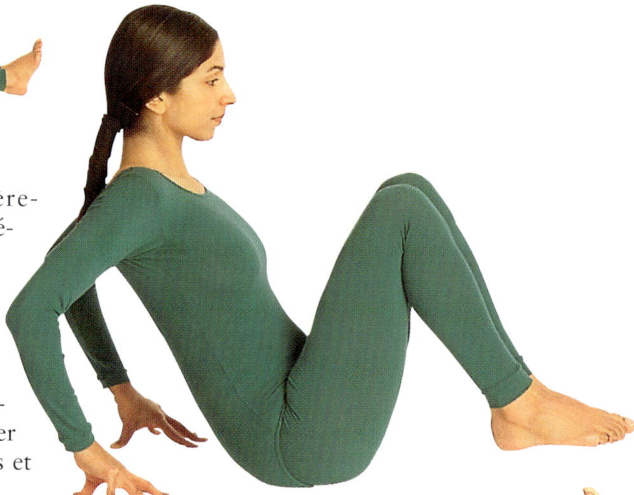

2 Penchez-vous légèrement en arrière et rétablissez l'équilibre en soulevant les pieds. Il est plus facile au début de plier les genoux, mais avec un peu de pratique vous arriverez bientôt à garder les jambes bien tendues et serrées.

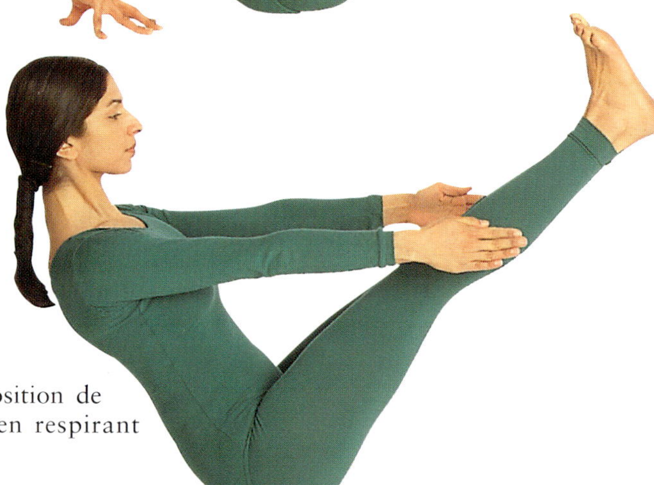

3 Jambes tendues, levez les pieds plus haut que la tête et tendez les bras devant vous, paumes tournées vers l'intérieur. Évitez tout affaissement du buste en tirant sur votre colonne vertébrale.

4 Restez dans cette position de 10 à 20 secondes, en respirant régulièrement.

AVEC APPUI

Si vous ne réussissez pas au début à conserver la position en « V », développez les muscles des jambes et de la colonne vertébrale en passant une ceinture sous les pieds.

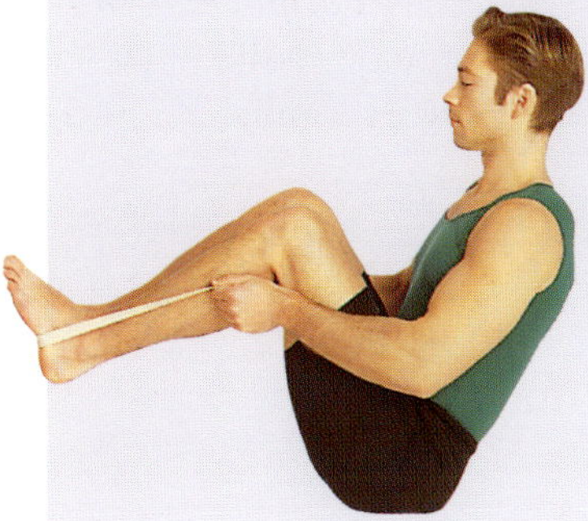

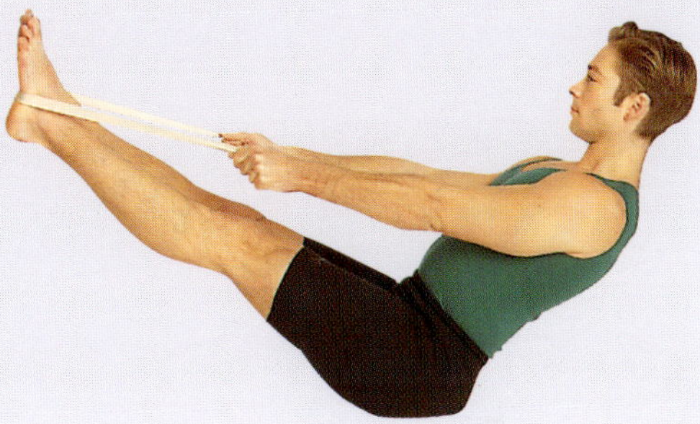

ARDHA NAVASANA

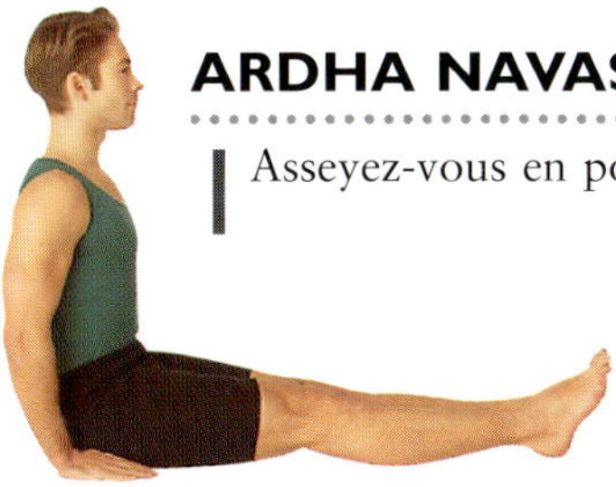

1 Asseyez-vous en posture du Bâton (p. 36).

2 Entrelacez les doigts et placez-les sur l'arrière de la tête en ramenant légèrement les coudes en avant.

3 Penchez-vous en arrière et levez les jambes à 30°, au niveau de la tête. Elles doivent rester tendues.

4 Tenez la posture de 10 à 20 secondes, en respirant régulièrement.

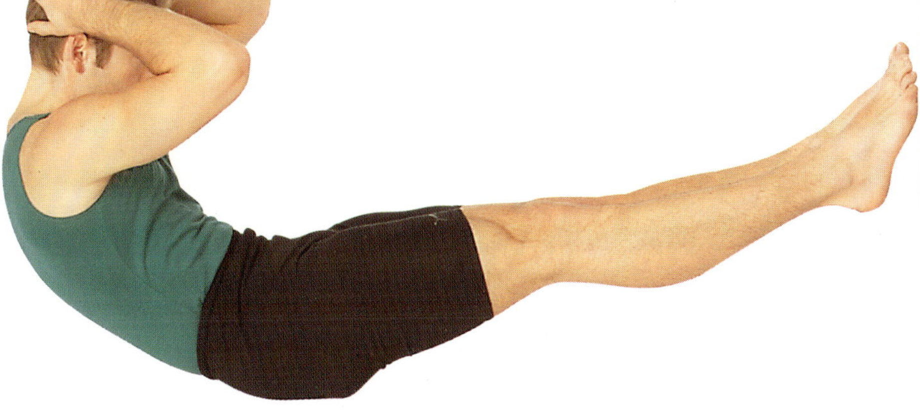

LOTUS

Padmasana est la plus connue des postures de yoga ; c'est la position classique de la méditation. Le lotus (*padma*) est une fleur qui pousse dans la vase et l'obscurité, puis se tourne vers la lumière. Dans les philosophies orientales, le lotus symbolise souvent les efforts que fait l'homme pour se dégager de l'ignorance et de la matière, et pour atteindre l'illumination spirituelle.

FLEXION AVANT EN DEMI-LOTUS

Voici une variante qui prépare au Lotus et à la flexion avant. Son nom sanskrit est *Ardha Baddha Padma Pascimottanasana*.

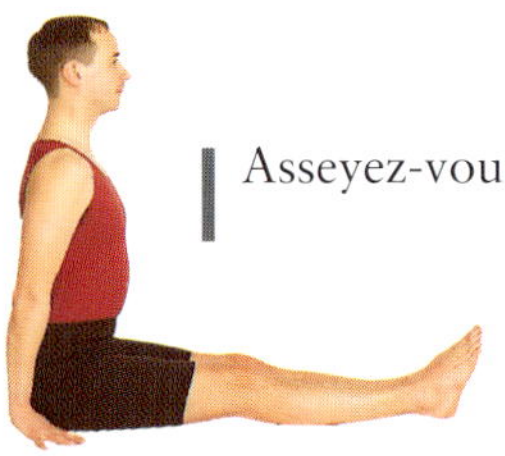

1 Asseyez-vous en posture du Bâton (p. 36).

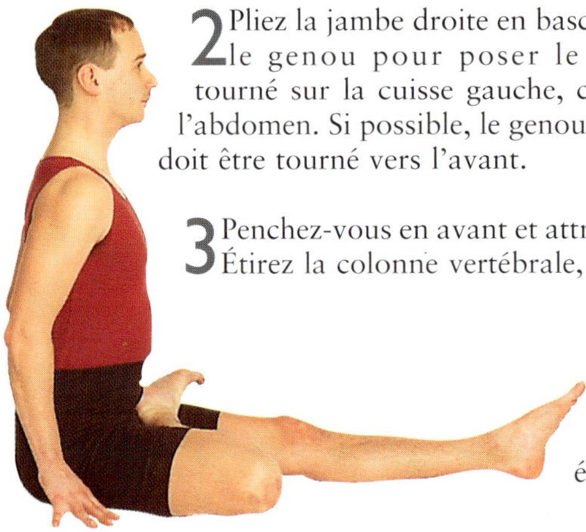

2 Pliez la jambe droite en basculant le genou pour poser le pied tourné sur la cuisse gauche, contre l'abdomen. Si possible, le genou droit doit être tourné vers l'avant.

3 Penchez-vous en avant et attrapez le pied gauche à deux mains. Étirez la colonne vertébrale, levez la tête et creusez les reins.

4 Soufflez en allant poser la tête sur la jambe tendue, au niveau du genou. Cette jambe doit rester en extension, le dos étant décontracté.

5 Tenez la posture au moins 30 secondes, en respirant régulièrement, puis inspirez, redressez-vous et changez de côté.

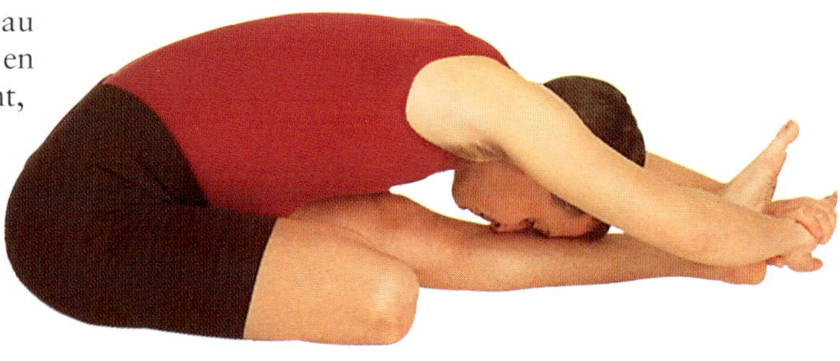

Attention

Plier les genoux en Lotus est difficile en cas de raideur articulaire et peut les léser. Aussi, ne cherchez pas à toute force à réaliser la posture si vos genoux sont douloureux, et demandez conseil à un professeur expérimenté.

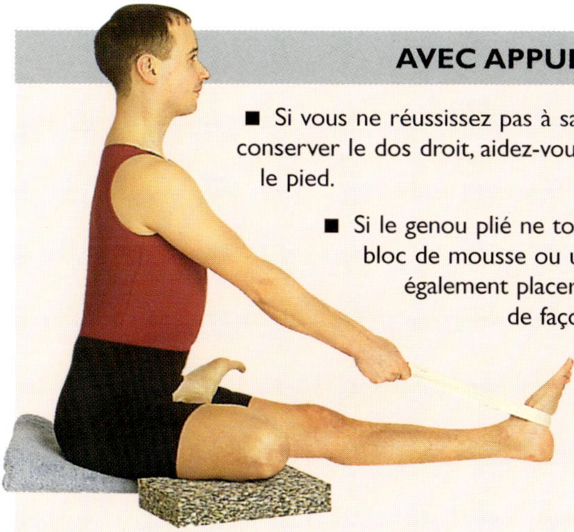

AVEC APPUI

- Si vous ne réussissez pas à saisir votre pied, ou si vous devez conserver le dos droit, aidez-vous d'une ceinture passée derrière le pied.
- Si le genou plié ne touche pas le sol, glissez dessous un bloc de mousse ou une couverture pliée. Vous pouvez également placer ce support sous la cheville, de façon à soulager le pied.

LA POSITION DU LOTUS

Il vous paraîtra peut-être difficile au début de placer les pieds sur la cuisse opposée, mais, une fois assimilé, le Lotus pourra devenir pour vous la posture de méditation et d'exercices respiratoires idéale, car elle est stable et favorise l'étirement de la colonne vertébrale.

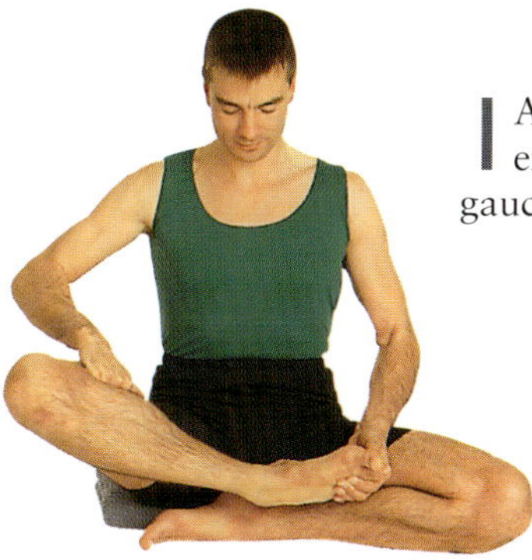

1 Asseyez-vous en tailleur. Placez le pied droit en haut de la cuisse gauche.

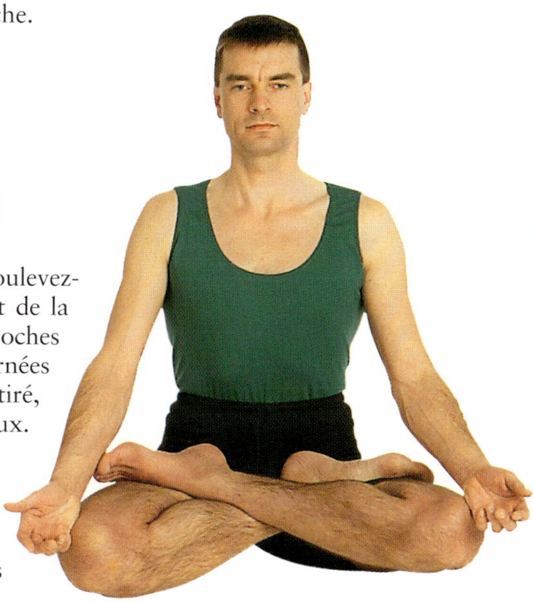

2 Avancez le pied gauche, puis soulevez-le pour le placer tout en haut de la cuisse droite : les genoux sont proches du sol, les plantes de pied tournées vers le haut. Le dos est droit et étiré, les mains sont posées sur les genoux.

3 Vous tiendrez la posture peu de temps au début, pour en augmenter progressivement la durée (plusieurs minutes dans chaque sens).

TORSIONS ASSISES, JAMBES PLIÉES

Ces deux postures prolongent la Posture de Bharadvaja I (p. 56) et celle de Maricy III (p. 54). Elles exigent une plus grande souplesse des hanches et des chevilles. Il faut cependant veiller à ne pas trop solliciter les genoux.

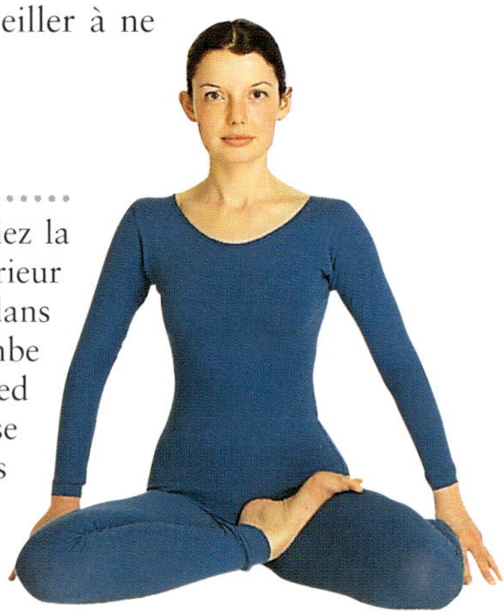

BHARADVAJASANA II

1 Prenez la posture du Bâton (p. 36), puis pliez la jambe gauche et tournez le genou vers l'extérieur pour amener le pied contre la hanche comme dans le Héros (p. 39). Pliez la jambe droite et amenez le pied en haut de la cuisse gauche, comme dans le demi-Lotus (p. 96).

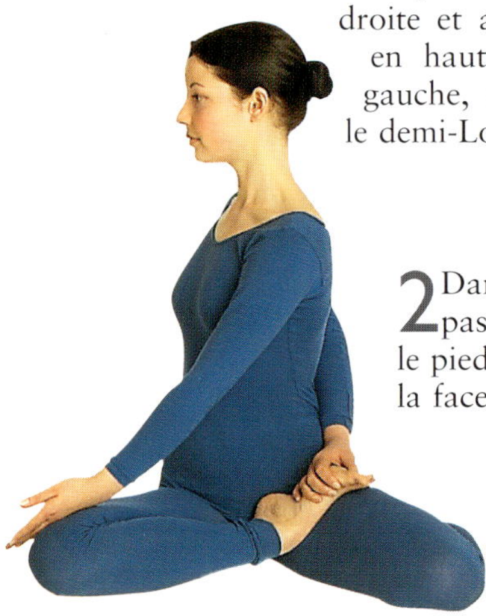

2 Dans une expiration, tournez le buste à droite en passant la main droite derrière le dos pour saisir le pied droit. Placez le dos de la main gauche contre la face externe de la cuisse droite.

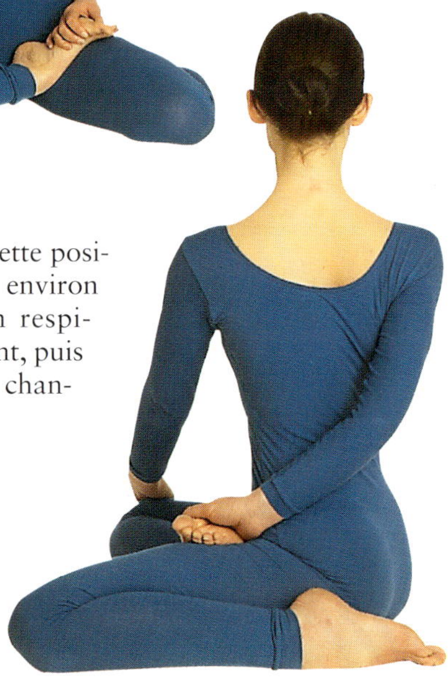

3 Restez dans cette position pendant environ 30 secondes, en respirant régulièrement, puis lâchez le pied et changez de côté.

AVEC APPUI

- Si vous ne pouvez pas attraper le pied avec la main, servez-vous d'une ceinture, ou exécutez la posture avec la main posée sur le sol, derrière vous.
- Si vous souffrez des genoux, installez-vous sur des couvertures pliées ; si le genou ne touche pas le sol, glissez une couverture dessous.

DEMI-TORSION VERTÉBRALE : ARDHA MATSYENDRASANA I

Il s'agit d'une version aménagée de *Matsyendrasana*. Selon la légende, le dieu Siva changea en homme Matsyendra, le Seigneur des Poissons, pour le récompenser de l'avoir attentivement écouté décrire cette posture.

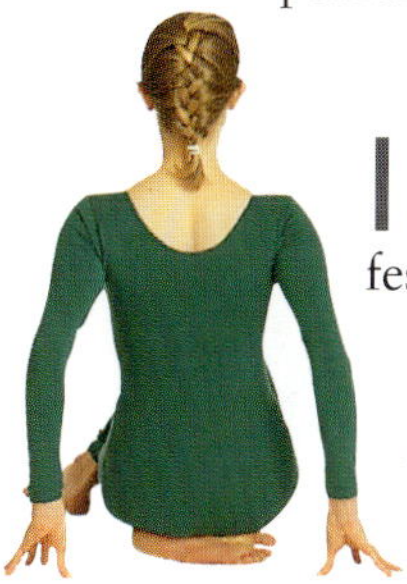

1 Asseyez-vous sur votre pied gauche, cheville fléchie, l'intérieur du talon gauche sous la fesse gauche et le reste du pied sous la fesse droite.

2 Pliez le genou droit et posez le pied correspondant derrière la cuisse gauche. Étirez le dos.

3 Tournez-vous vers la droite en plaçant le bras gauche devant la jambe droite et en posant la main droite sur le sol, derrière vous. En appuyant sur la jambe droite, le bras gauche vous aide à pivoter. La jambe droite reste tendue. Vous pouvez arrêter là l'exercice ou poursuivre.

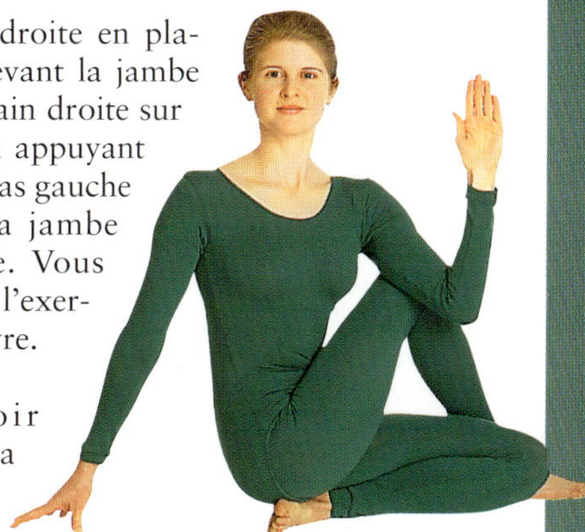

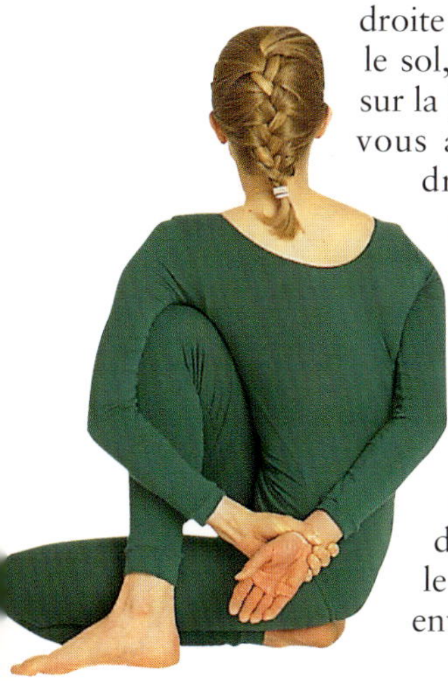

4 Après avoir rapproché la jambe droite du buste, enroulez le bras gauche autour de la jambe droite, paume de la main vers l'extérieur. Passez la main droite derrière le dos et attrapez la gauche. Restez dans cette position environ 30 secondes et changez de côté.

AVEC APPUI

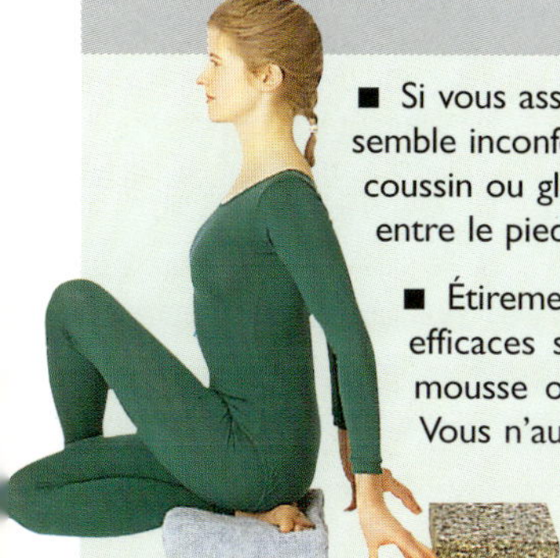

- Si vous asseoir sur votre pied vous semble inconfortable, posez-le sur un coussin ou glissez une serviette-éponge entre le pied et vos fesses.
- Étirement et torsion peuvent être plus efficaces si vous poussez sur un bloc de mousse ou un mur plutôt que sur le sol. Vous n'aurez pas ainsi à vous efforcer de joindre vos mains ou à conserver votre équilibre.

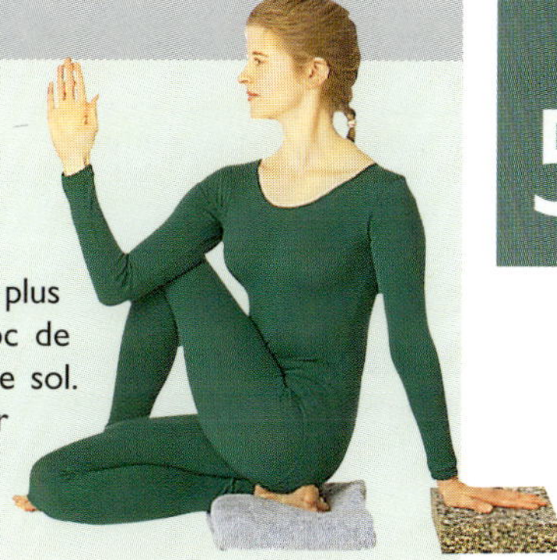

FLEXIONS ARRIÈRE PRÉPARATOIRES

Certaines postures très avancées réalisent une flexion arrière de la colonne vertébrale. Il s'agit là d'un mouvement qui devient de plus en plus difficile avec l'âge et qui risque d'exacerber les problèmes de dos s'il n'est pas exécuté correctement. Vous ne manquerez donc pas de demander conseil à un professeur.

LE CHIEN, TÊTE LEVÉE : URDHVA MUKHA SVANASANA

Dans cette posture, bras, jambes et dos travaillent conjointement pour soulever la colonne vertébrale et dégager la poitrine.

1 Allongez-vous sur le ventre, les pieds légèrement écartés, le dessus des pieds posé sur le sol. Placez les mains de part et d'autre de la taille.

2 Gardez les jambes tendues et levez la tête. Poussez sur les bras pour soulever le corps. Seuls les pieds doivent rester en contact avec le sol. Maintenez le bassin abaissé, le coccyx rentré, et projetez la poitrine vers l'avant et le haut. Étirez la colonne vertébrale et rejetez les épaules en arrière. Tendez le cou et tournez le visage vers le haut.

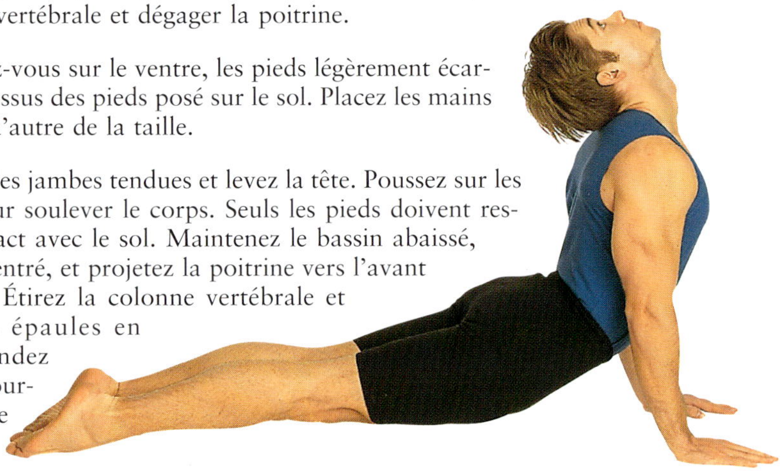

3 Restez dans cette position de 20 à 30 secondes, en respirant régulièrement, puis fléchissez les bras et relevez-vous.

AVEC APPUI

- La posture est moins difficile en plaçant les mains sur une chaise, ce qui permet ainsi de se concentrer sur l'étirement du tronc.
- Si vous êtes grand(e) ou manquez de souplesse, veillez à choisir une chaise dont l'assise soit aussi large que vos épaules.
- Appuyez la chaise contre un mur pour qu'elle ne glisse pas.

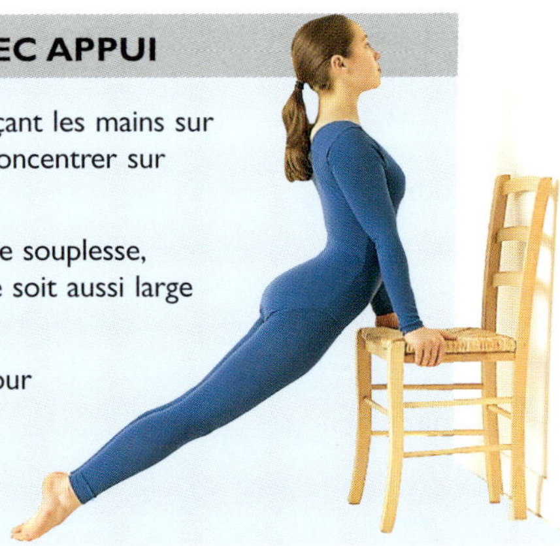

5

LE CHAMEAU : USTRASANA

En effectuant cette posture, rappelez-vous que le chameau *(ustra)* est un animal qui, même dans un environnement inhospitalier, dispose toujours de réserves d'énergie. Cette flexion arrière est réalisable par les débutants, sous surveillance d'un professeur. Elle assouplit les épaules et permet de gonfler les poumons.

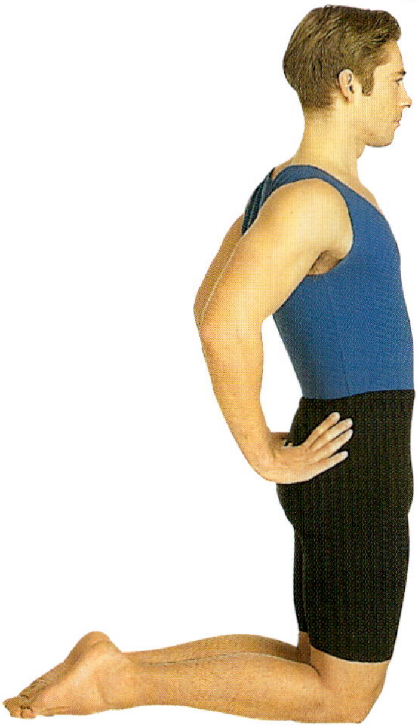

1 Agenouillez-vous, jambes serrées, cuisses à la verticale. Placez les mains derrière les hanches, les pouces tournés vers le coccyx, et étirez le tronc.

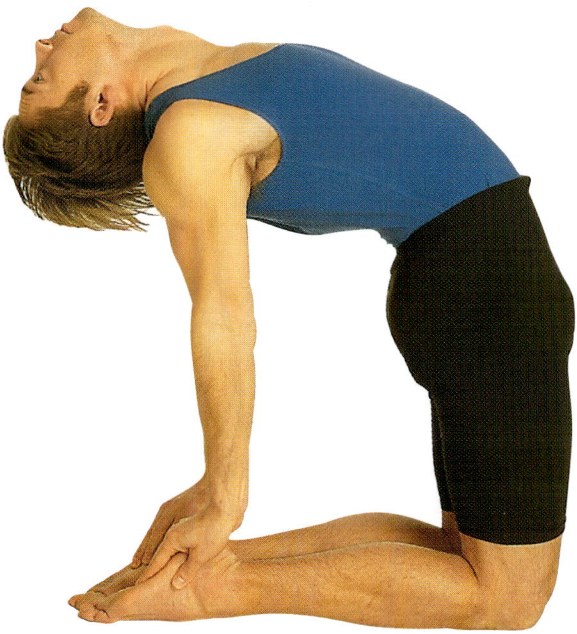

2 Inspirez en gonflant les poumons et en penchant le buste en arrière. Les cuisses doivent rester tendues. Étirez le cou et laissez tomber la tête en arrière. Le coccyx reste rentré, la colonne vertébrale est en extension complète.

3 Restez dans cette position de 10 à 30 secondes, en respirant normalement, puis replacez les mains sur les hanches et redressez-vous

ROUE

Dans cette posture – *Urdhva Dhanurasana* –, les mains et les pieds poussent fortement sur le sol pour soulever le corps et former un arc, qui se transforme en roue lorsqu'on rapproche mains et pieds en une posture plus avancée. Il s'agit d'une flexion arrière très dynamisante.

1 Allongez-vous sur le sol, pliez les jambes et rapprochez les pieds des fesses, en suivant l'écartement des hanches. Pliez les bras et posez-les derrière vous en plaçant les paumes des mains dans le prolongement des épaules. Les doigts sont tournés vers les pieds.

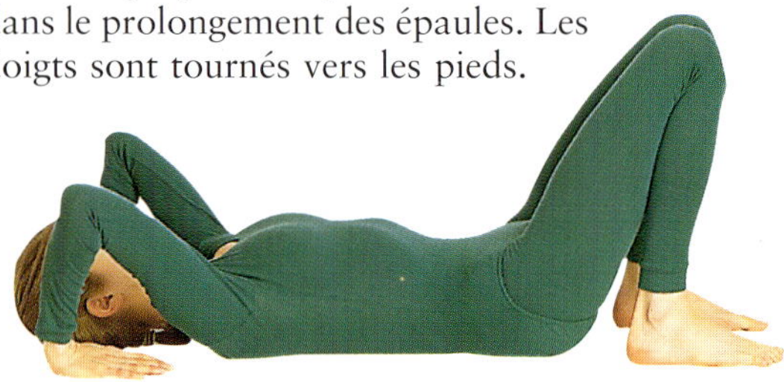

2 Dans une expiration, soulevez le bassin en vous appuyant sur les mains et posez le sommet du crâne sur le sol. Les coudes sont rentrés, les bras parallèles.

3 Dans une autre expiration, poussez sur les mains et les pieds pour décoller la tête du sol. Tendez bras et jambes, et gonflez la poitrine. Vous pouvez soulever les talons pour rapprocher les pieds. Tendez l'abdomen, puis reposez les talons. Les pieds doivent être parallèles, bras et jambes étant parfaitement alignés.

4 Restez dans cette position au moins 10 secondes, en respirant régulièrement, puis fléchissez bras et jambes en rentrant le menton pour revenir à la position de départ.

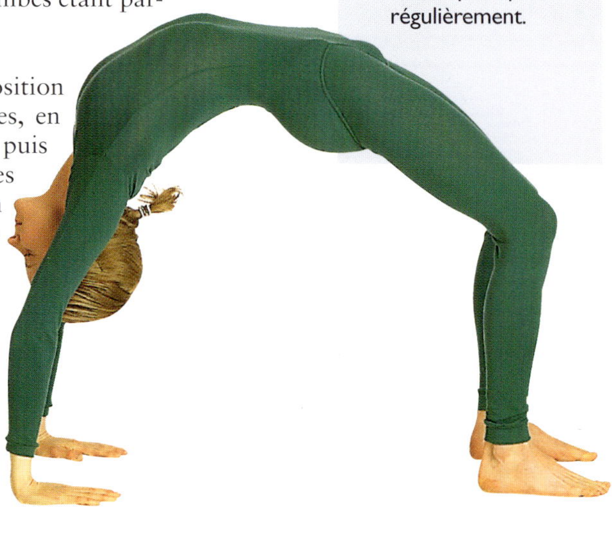

FAITES UN CHOIX ÉQUILIBRÉ

- Si vous multipliez les postures difficiles dans une séance, telles que les flexions arrière et la Posture sur la tête, l'excès de stimulation risque de vous irriter et de vous agiter inutilement. A une flexion arrière doivent succéder des torsions jusqu'à ce que vous maîtrisiez les exercices choisis.
- En règle générale, il est important de faire un grand nombre d'exercices différents et de les pratiquer régulièrement.

SÉANCES QUOTIDIENNES

6

SÉANCES QUOTIDIENNES

On ne saurait trop recommander la pratique quotidienne du yoga, mais vous tirerez aussi parti de séances moins fréquentes. Les programmes présentés ci-après comprennent quatre groupes de trois séances. Les postures sont rangées dans leur ordre d'exécution. Vous débuterez par les trois premières séries, que vous alternerez jusqu'à ce que vous vous sentiez prêt(e) à aller plus loin. Vous aborderez ensuite les trois séries suivantes, et ainsi de suite. Les postures les plus difficiles ne figurent pas dans ce programme ; en vous inscrivant à un cours, il vous sera facile de les intégrer en fonction de vos progrès.

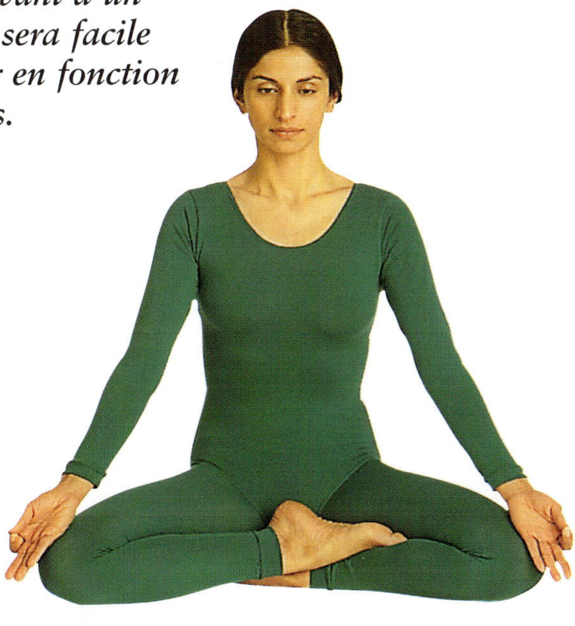

POSTURES POUR DÉBUTANT

Lors de vos premières séances, vous devez vous fixer comme objectif l'apprentissage des principales postures debout. En l'occurrence, ne vous montrez pas trop ambitieux(se). Sachez reconnaître vos limites et n'hésitez pas à demander l'aide d'un tiers, chaque fois que cela vous est conseillé. L'expérience venant, vous commencerez à mieux vous situer dans l'espace et saurez mieux répartir votre poids. Enfin, ne laissez passer aucune occasion d'étirer jambes, bras et colonne vertébrale.

SÉANCE 1

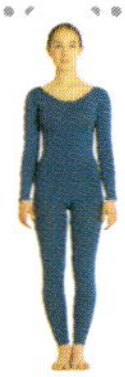

1 Montagne (p. 12)

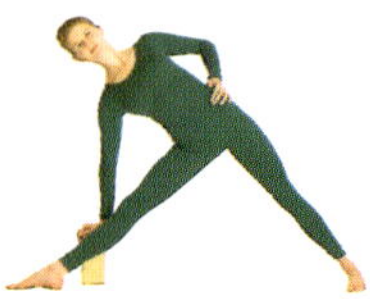

2 Triangle (p. 16)

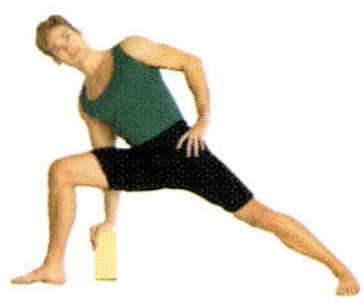

3 Horizon (p. 18)

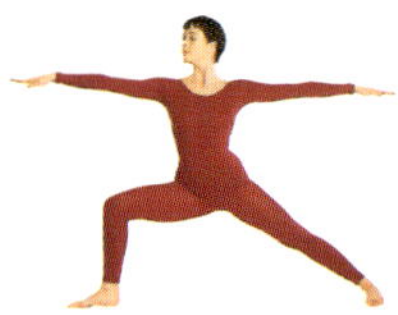

4 Guerrier II (p. 22)

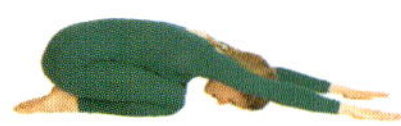

5 Héros – flexion avant (p. 39)

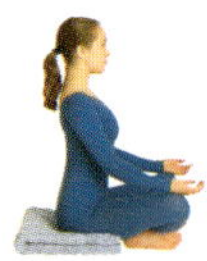

6 Posture facile (p. 40)

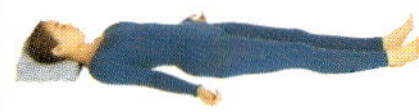

7 Posture du cadavre (p. 76)

QUELQUES POINTS IMPORTANTS

- Il n'est pas indispensable de maîtriser parfaitement une posture pour en essayer une autre, mais il ne faut pas précipiter les choses : les progrès naissent de l'enthousiasme, de la persévérance, de la sensibilité et de la patience.
- Au début, ne cherchez pas à garder longtemps une posture ; mieux vaut répéter l'exercice et en augmenter progressivement la durée.
- En ce qui concerne les exercices à répéter en changeant de côté, veillez à ce qu'ils aient la même durée.
- Utilisez les supports conformément aux instructions.
- Tenez compte des mises en garde et ne pratiquez que les postures appropriées à votre état de santé (voir p. 9).

SÉANCE 2

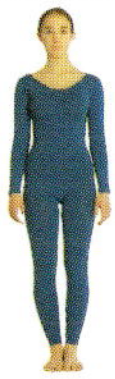

1 Montagne (p. 12)

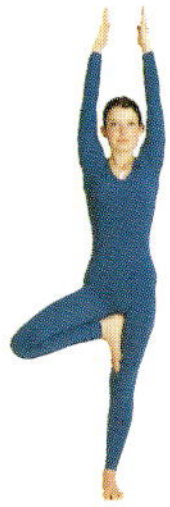

2 Arbre (p. 32)

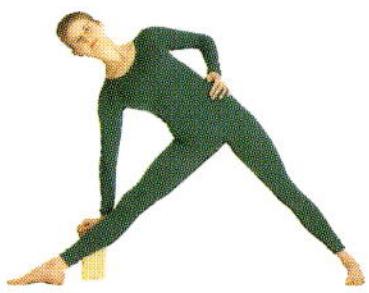

3 Triangle (p. 16)

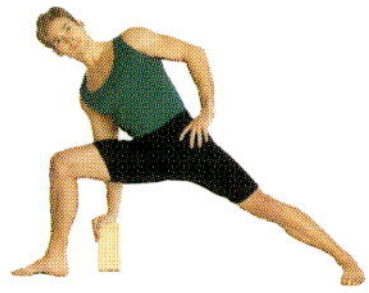

4 Horizon (p. 18)

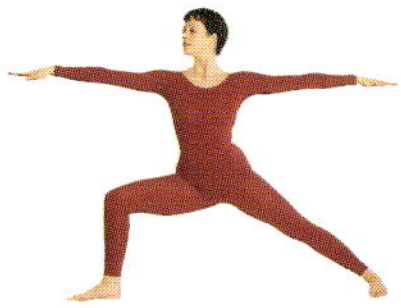

5 Guerrier II (p. 22)

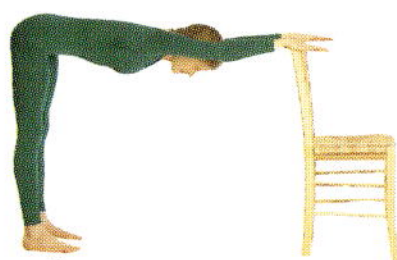

6 Étirement intense avec appui (p. 29)

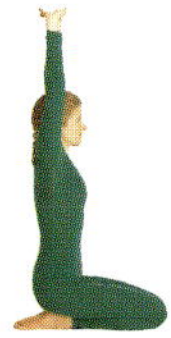

7 Héros – avec étirement des bras (p. 38)

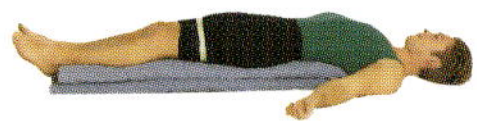

8 Pont (p. 69)

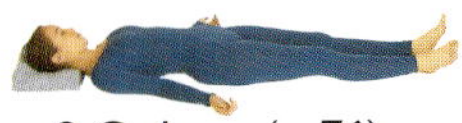

9 Cadavre (p. 76)

SÉANCE 3

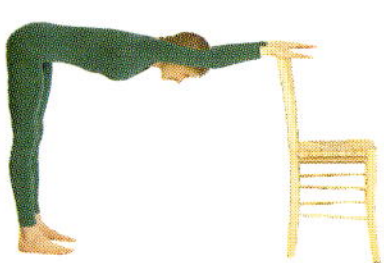

1 Étirement intense avec appui (p. 29)

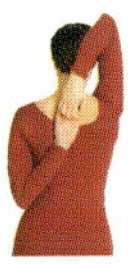

2 Tête de vache – debout (p. 37)

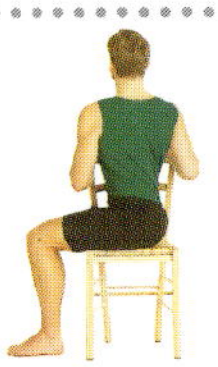

3 Bharadvajasana I sur une chaise (p. 56)

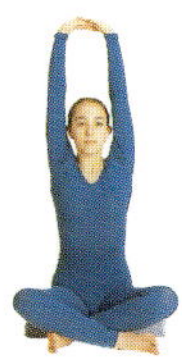

4 Posture facile – bras tendus (p. 40)

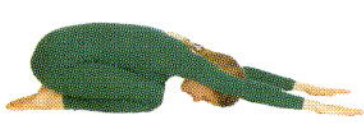

5 Héros – flexion avant (p. 39)

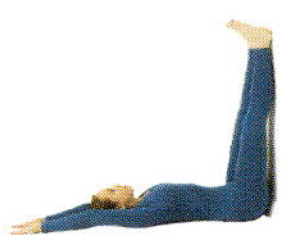

6 Jambes contre un mur (p. 62)

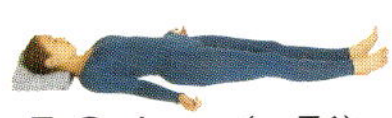

7 Cadavre (p. 76)

POUR ALLER PLUS LOIN

Les séances proposées ci-dessous comprennent des étirements vers l'avant, qui muscleront vos jambes et vous redonneront vigueur et souplesse. Vous devrez tirer sur les muscles des cuisses pour ménager les articulations des genoux et aider les muscles postérieurs de la jambe. Vérifiez soigneusement l'alignement des jambes ; le genou doit toujours être tourné dans la même direction que les orteils du même pied, qui devra respecter l'orientation indiquée. On constate l'introduction de la Posture sur les épaules (*Sarvangasana*). C'est la posture clé, et il importe de l'exécuter correctement.

SÉANCE 1

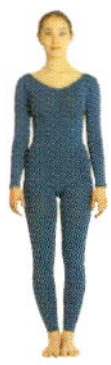

1 Montagne (p. 12)

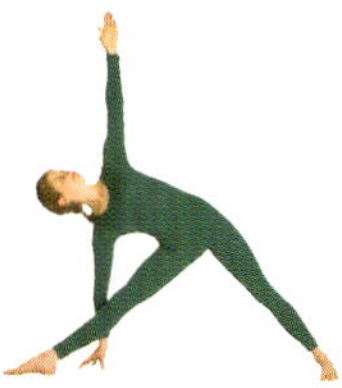

2 Triangle (p. 16)

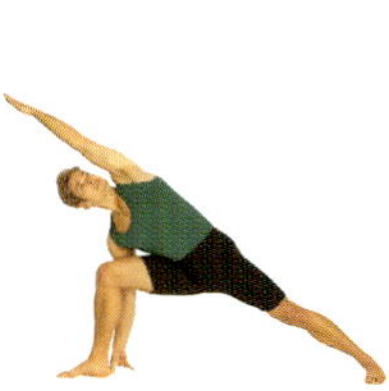

3 Horizon (p. 18)

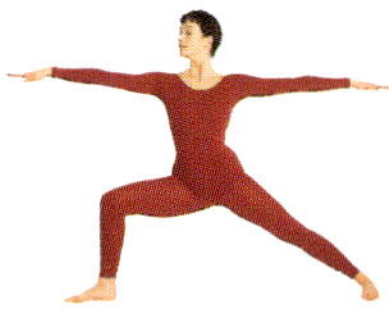

4 Guerrier II (p. 22)

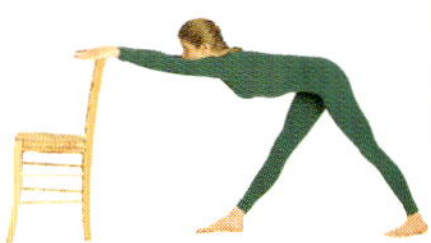

5 Arc latéral avec appui (p. 24)

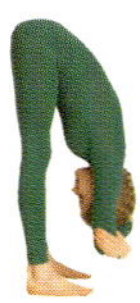

6 Étirement intense (p. 28)

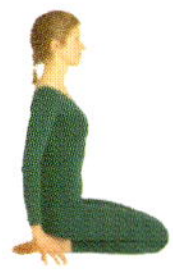

7 Héros – assis sur les talons (p. 38)

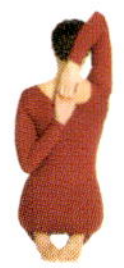

8 Tête de vache – à genoux (p. 37)

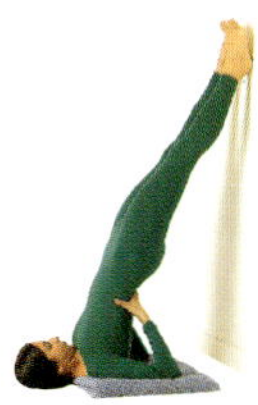

9 Préparation à la Posture sur les épaules (p. 66)

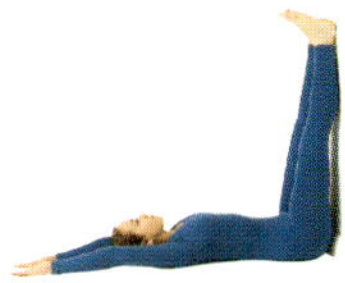

10 Jambes contre le mur (p. 62)

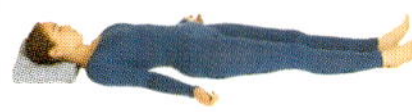

11 Cadavre (p. 76)

Aide-mémoire

En cas de blessure au cou, d'hypertension, de glaucome ou d'affection cardiaque, supprimez la Posture sur les épaules. De même pendant les règles.

SÉANCE 2

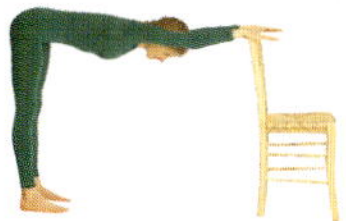
1 Flexion avant debout avec appui (p. 29)

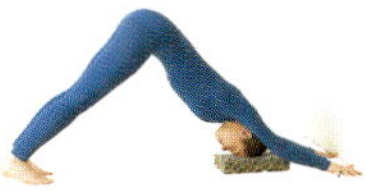
2 Chien avec appui (p. 30)

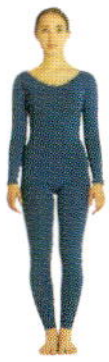
3 Montagne (p. 12)

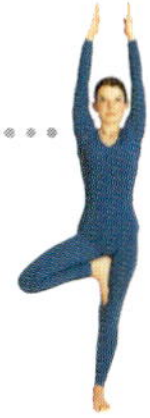
4 Arbre (p. 32)

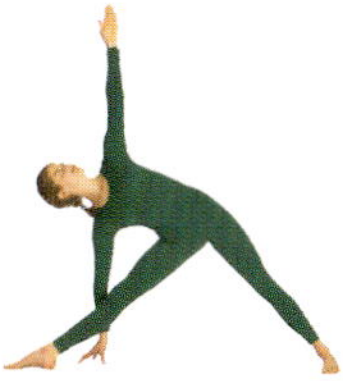
5 Triangle (p. 16)

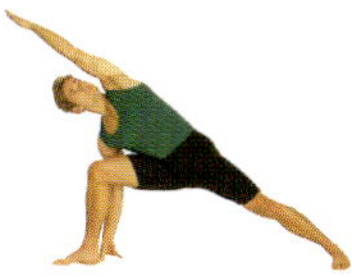
6 Horizon (p. 18)

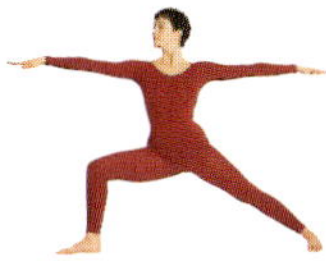
7 Guerrier II (p. 22)

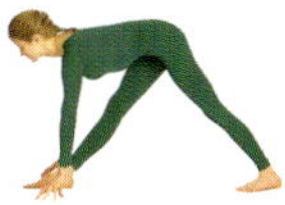
8 Arc latéral (p. 24)

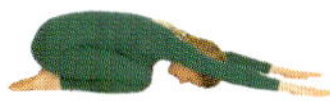
9 Héros – flexion avant (p. 39)

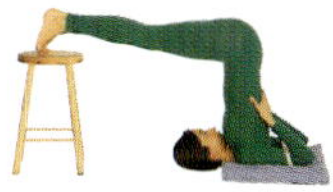
10 Demi-Posture sur les épaules avec appui (p. 67)

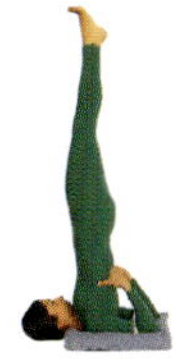
11 Posture sur les épaules (p. 68), puis demi-Posture sur les épaules avec appui.

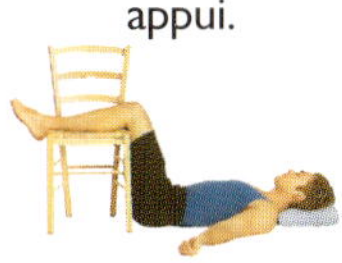
12 Repos jambes surélevées (p. 78)

SÉANCE 3

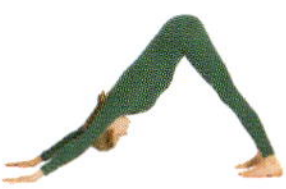
1 Chien (p. 30)

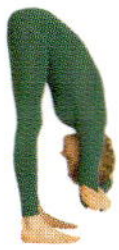
2 Étirement intense (p. 28)

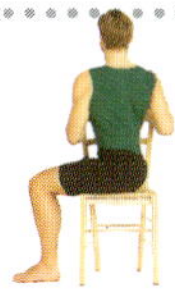
3 Bharadvajasana I sur une chaise (p. 56)

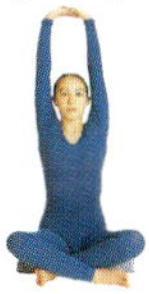
4 Posture facile – bras tendus (p. 40)

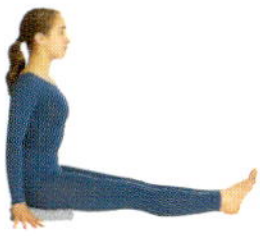
5 Bâton (p. 36)

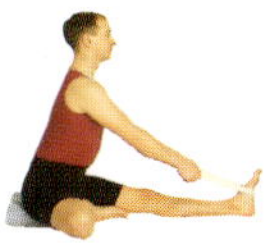
6 Tête sur genou – avec appui (p. 43)

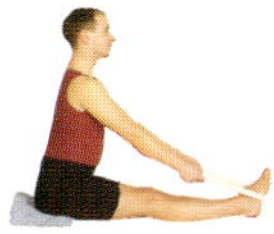
7 Étirement de l'ouest avec appui (p. 51)

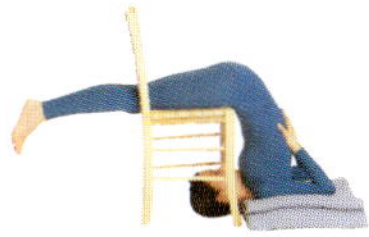
8 Charrue avec appui (p. 71) et Cadavre (p. 76)

NOUVELLES POSTURES

A ce stade, vous connaissez déjà un grand nombre de postures. Il vous faut maintenant améliorer votre maintien et mémoriser les postures étudiées, de façon à en aborder de nouvelles dans les meilleures conditions. Très souvent, vous aurez besoin d'un appui ; chaque fois, vous devrez réfléchir à la finalité du support utilisé et à la manière dont il vous permet de réaliser la posture sans forcer.

SÉANCE 1

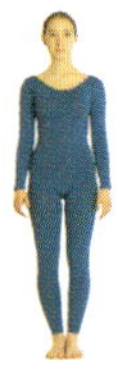

1 Montagne (p. 12)

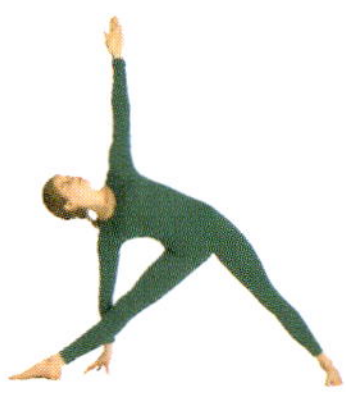

2 Triangle (p. 16)

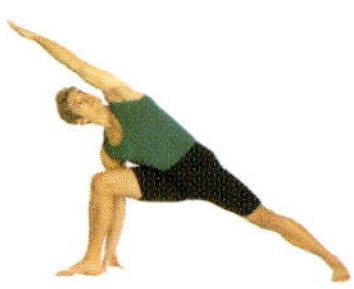

3 Horizon (p. 18)

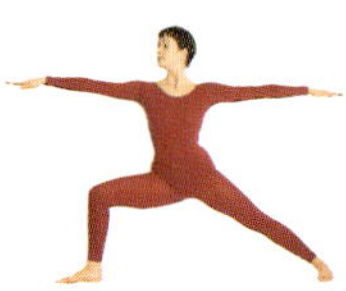

4 Guerrier II (p. 22)

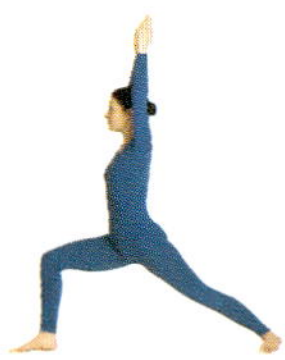

5 Guerrier I (p. 20)

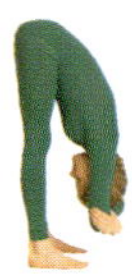

6 Étirement intense – debout (p. 28)

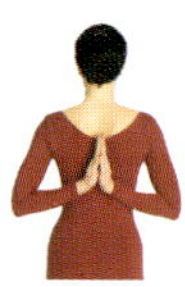

7 Prière (p. 23)

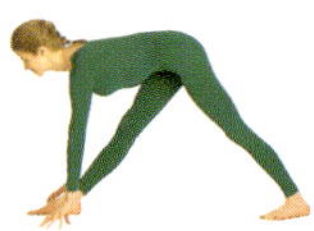

8 Arc latéral (p. 24)

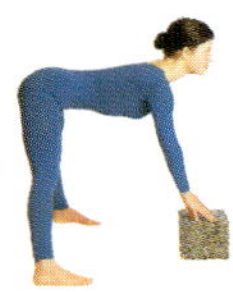

9 Flexion avant, jambes écartées, avec appui (p. 26)

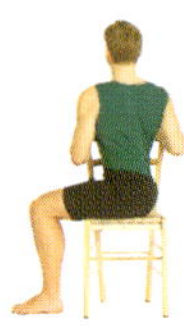

10 Bharadvajasana I sur une chaise (p. 56)

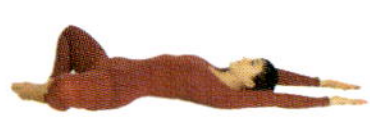

11 Angle tenu sur le dos (p. 59)

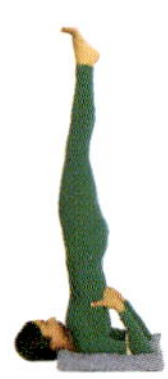

12 Posture sur les épaules (p. 68)

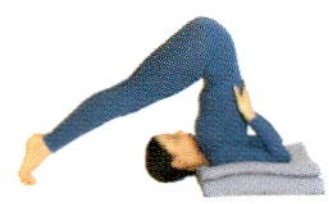

13 Charrue (p. 70)

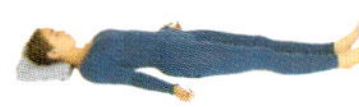

14 Cadavre (p. 76)

SÉANCE 2

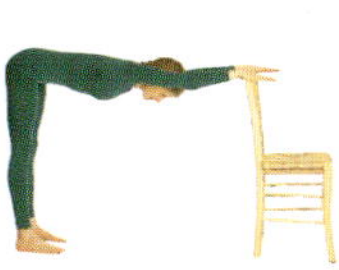

1 Étirement intense avec appui (p. 29)

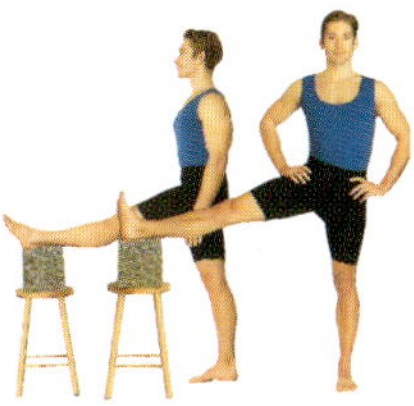

2 Levers de jambe latéraux (p. 14)

3 Montagne (p. 12)

4 Arbre (p. 32)

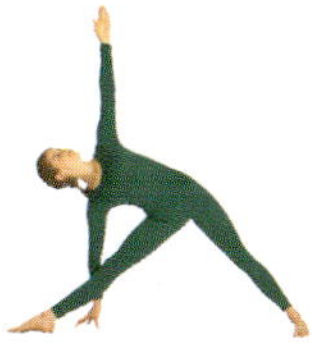

5 Triangle (p. 16)

6 Horizon (18)

7 Guerrier II (p. 22)

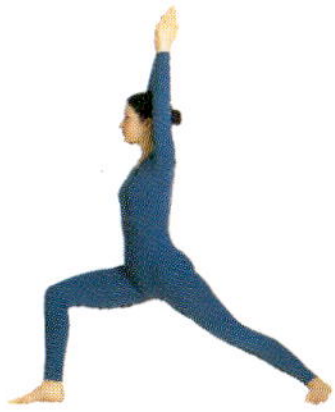

8 Guerrier I (p. 20)

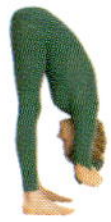

9 Étirement intense (p. 28)

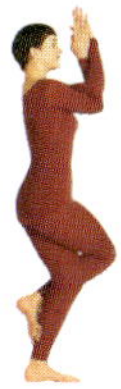

10 Aigle (p. 33)

11 Tête de vache – à genoux (p. 37)

12 Héros – flexion avant (p. 39)

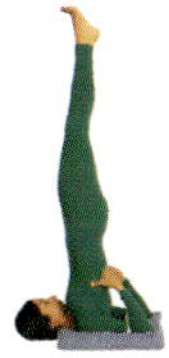

13 Posture sur les épaules (p. 68)

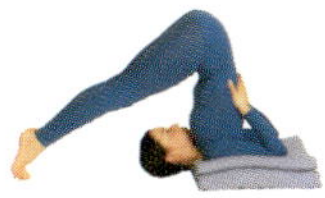

14 Charrue (p. 70)

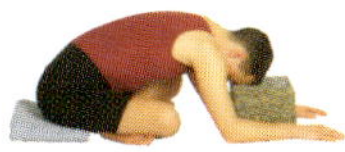

15 Flexion avant, jambes croisées (p. 75)

16 Cadavre (p. 76)

SÉANCE 3

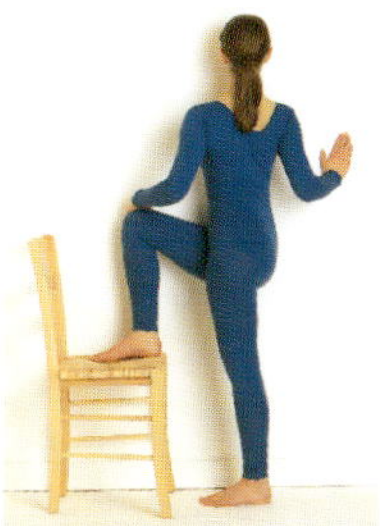

1 Posture de Maricy III – torsion debout (p. 54)

2 Héros – flexion avant (p. 39)

3 Chien (p. 30)

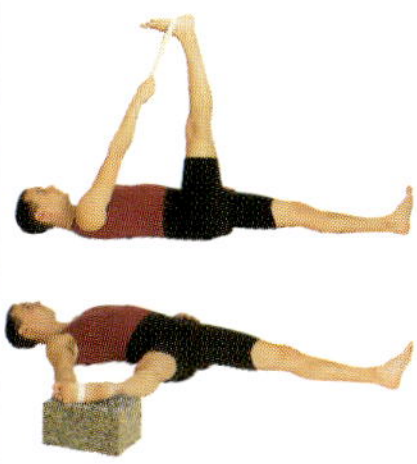

4 Étirement de la jambe – avant et latéral (avec appui) (p. 61)

5 Bâton (p. 36)

6 Tête sur genou (p. 43)

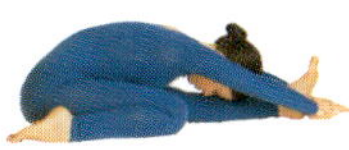

7 Flexion avant sur la jambe (p. 44)

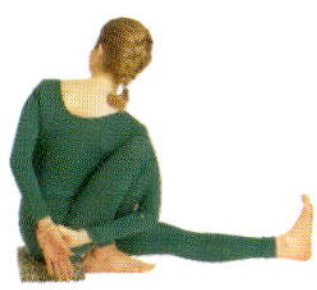

8 Maricy I – torsion uniquement (p. 48)

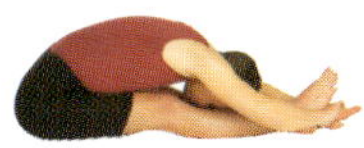

9 Flexion avant, jambes tendues (p. 74)

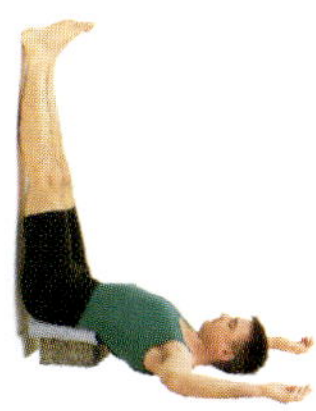

10 Lever de jambes et du bassin (p. 63)

11 Cadavre (p. 76)

CONSOLIDATION

Dans ces séances, un peu plus longues, figurent les postures de base restantes. Si le temps vous manque, tenez-vous-en aux séances précédentes ou adaptez celles-ci à l'organisation de vos journées. En règle générale, débutez par des étirements simples de façon à préparer le corps à des postures plus difficiles. Chaque séance se terminera en posture de relaxation. Il existe bien d'autres figures, mais vous les découvrirez plus tard, avec l'aide de votre professeur.

SÉANCE 1

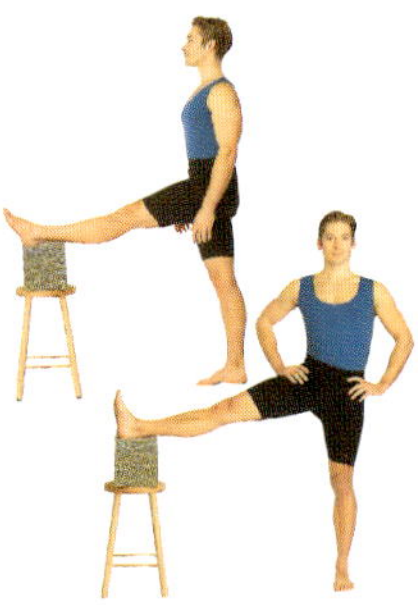

1 Levers de jambe – en avant et sur le côté (p. 14)

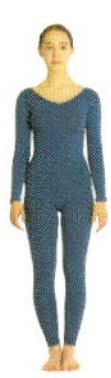

2 Montagne (p. 12)

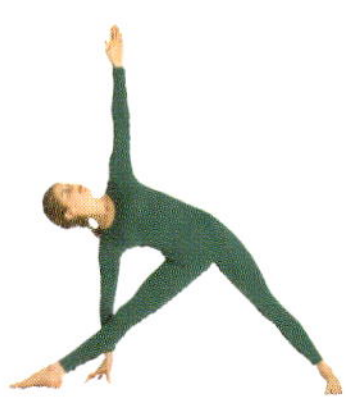

3 Triangle (p. 16)

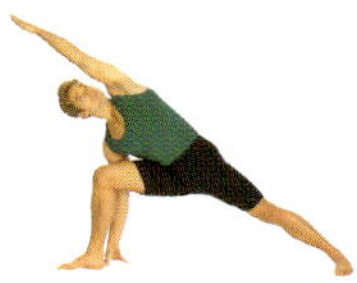

4 Horizon (p. 16)

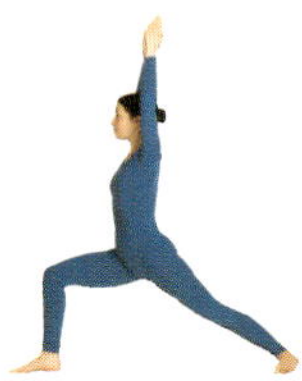

5 Guerrier I (p. 20)

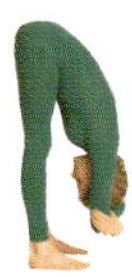

6 Étirement intense (p. 28)

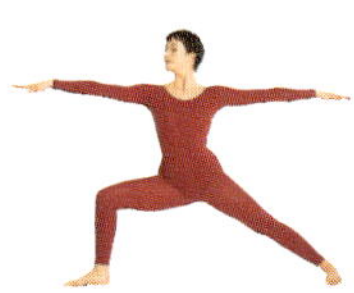

7 Guerrier II (p. 22)

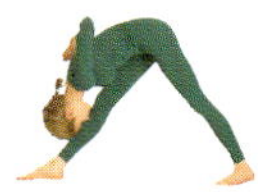

8 Parsvottanasana (p. 25)

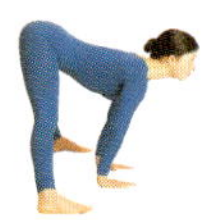

9 Flexion avant, jambes écartées (p. 26)

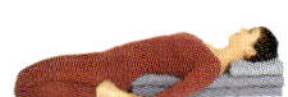

10 Héros sur le dos (p. 58)

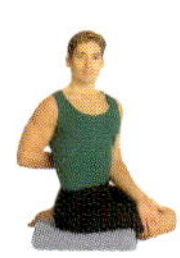

11 Bharadvajasana I sur le sol (p. 56)

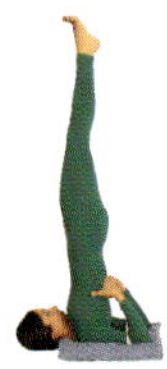

12 Posture sur les épaules (p. 68)

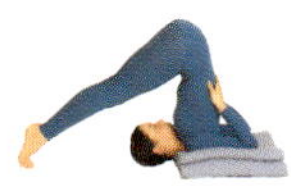

13 Charrue (p. 70)

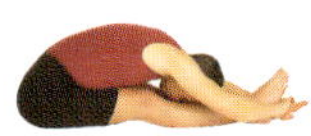

14 Étirement de l'ouest (p. 50)

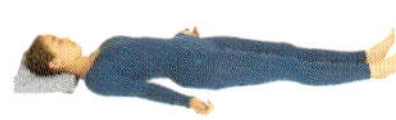

15 Cadavre (p. 76)

SÉANCE 2

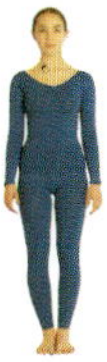

1 Montagne (p. 12)

2 Tête de vache – debout (p. 37)

3 Arbre (p. 32)

4 Aigle (p. 33)

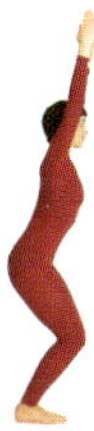

5 Posture puissante (p. 34)

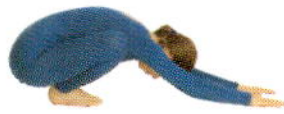

6 Guirlande (p. 46)

7 Étirement intense (p. 28)

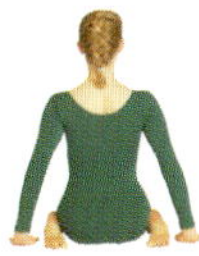

8 Héros (p. 38)

9 Bâton (p. 36)

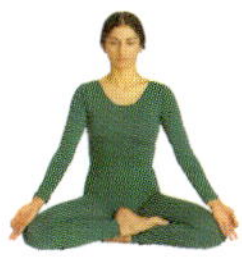

10 Posture parfaite (p. 84)

11 Posture sur les épaules (p. 68)

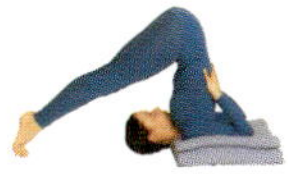

12 Charrue (p. 70)

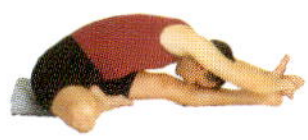

13 Tête sur genou (p. 42)

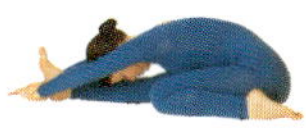

14 Flexion avant sur la jambe (p. 44)

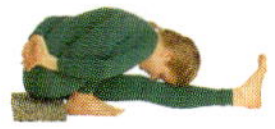

15 Posture de Maricy I – flexion avant (p. 48)

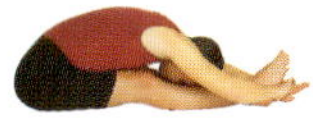

16 Étirement de l'ouest (p. 50)

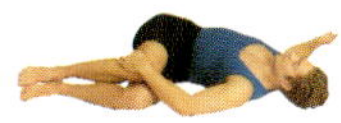

17 Torsion sur le dos (p. 72)

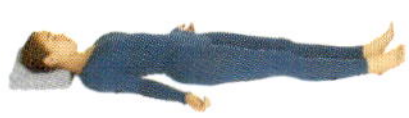

18 Cadavre (p. 76)

SÉANCE 3

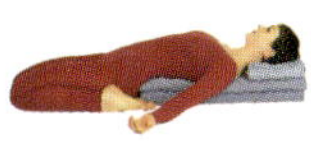

1 Héros sur le dos (p. 58)

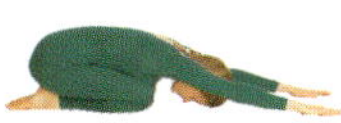

2 Héros – flexion avant (p. 39)

3 Étirement intense (p. 28)

4 Chien (p. 30)

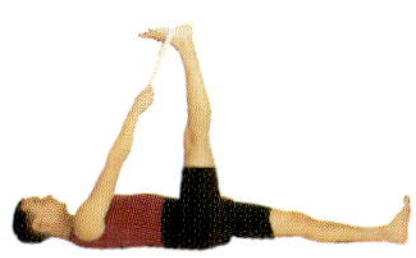

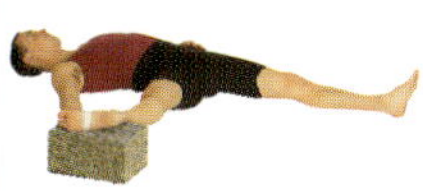

5 Étirement de la jambe – avant et latéral, avec ceinture (p. 60)

6 Angle tenu contre un mur (p. 41)

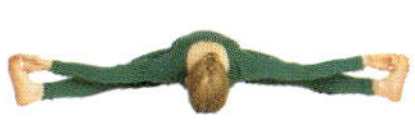

7 Angle assis (p. 52)

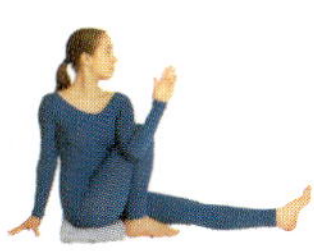

8 Posture de Maricy III – torsions assises (p. 55)

9 Posture sur les épaules (p. 68)

10 Charrue avec appui (p. 71)

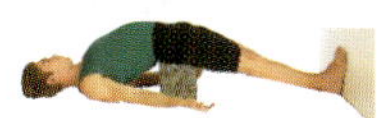

11 Pont (p. 64)

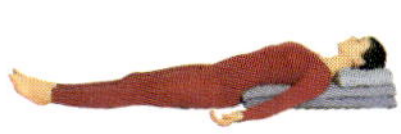

12 Cadavre sur appui avec observation du souffle (p. 80)

INDEX

CRÉDITS ILLUSTRATIONS

Toutes les photos de cet ouvrage sont de Laura Wickenden. Les modèles photographiés sont : Emma Harding, Dina Karim, Rhydian Lewis, Narapriya, Tanith Rowles, Sandi Takoushian, Cordelia West, Keith Woodgate.